山东省职业教育规划教材

供中等职业教育医药卫生类各专业使用

护理伦理与卫生法律法规

主　编　庞红梅

副主编　姬广明　李顺见

编　者　（按姓氏汉语拼音排序）

陈香娜（山东省烟台护士学校）

姬广明（山东省济宁卫生学校）

李顺见（山东省莱阳卫生学校）

刘　雪（山东省青岛市胶州中心医院）

庞红梅（山东省青岛卫生学校）

王　琦（山东省青岛卫生学校）

宗国芳（山东省泰山护理职业学院）

科学出版社

北　京

内 容 简 介

本教材是"山东省职业教育规划教材"之一，全书结构新颖，共 11 章，主要内容有护理伦理学和卫生法律法规基本理论、护理伦理实践、护理相关法律法规等，改变了以往教材中护理伦理和卫生法律法规两部分知识罗列分述的缺点，突出了两门学科的联系及两部分知识的渗透。本教材内容上突出时代性、实用性和创新性，图文并茂，激发学生学习兴趣；增加"知识链接""考点"，激发学生思维，拓宽知识储备，为提高护士执业资格考试通过率和专业技能可持续发展奠定了基础。"实训指导"部分突出实践性和可操作性，增加案例教学、角色扮演和合作学习，不断地使学生将理论知识内化，使之具备良好的护理职业道德和法律素养。本教材还配备了与内容配套的教学 PPT 课件。

本教材可供中等职业教育医药卫生类各专业使用。

图书在版编目（CIP）数据

护理伦理与卫生法律法规/庞红梅主编. —北京：科学出版社，2019.3
山东省职业教育规划教材
ISBN 978-7-03-059500-3

Ⅰ. 护… Ⅱ. 庞… Ⅲ. ①护理伦理学-中等专业学校-教材 ②卫生法-中国-中等专业学校-教材 Ⅳ. ①R47-05 ②D922.16

中国版本图书馆 CIP 数据核字（2018）第 260868 号

责任编辑：张立丽 丁晓魏 / 责任校对：张凤琴
责任印制：徐晓晨 / 封面设计：图阅盛世

科学出版社 出版
北京东黄城根北街 16 号
邮政编码：100717
http://www.sciencep.com

北京中科印刷有限公司 印刷
科学出版社发行 各地新华书店经销

＊

2019 年 3 月第 一 版 开本：787×1092 1/16
2020 年 7 月第二次印刷 印张：9 1/4
字数：209 000
定价：35.00 元
（如有印装质量问题，我社负责调换）

山东省职业教育规划教材质量审定委员会

Preface 前 言

　　护理伦理与卫生法律法规是护理专业人文知识课程之一，本次所编教材是山东省职业教育规划教材之一。教材编写是以《山东省中等职业学校护理专业教学指导方案（试行）》为依据，紧扣《护理伦理与卫生法律法规课程标准》，以山东省经济社会发展及护理专业改革的要求为主线，以培养护理人员的伦理与法制观念为宗旨，以促进学生护理专业技术应用能力和职业综合素质提升为指导，注重知识、能力、素质全面培养，力求使学生具备良好的职业道德和法律素养。

　　本教材共 11 章，主要包括护理伦理学和卫生法律法规基本理论、护理伦理实践、护理相关法律法规等。本教材的创新点在于：内容上力求精练、准确、科学；深挖人文素养教育体裁，引入典型案例，适当增加国学经典伦理典故，传承孔孟之乡儒家优秀道德文化，体现山东版教材特色；按照护士执业资格考试大纲要求的知识点，标注考点提示，精心编制每章自测题，培养学生自主学习的能力，使学生夯实基础，掌握重点、难点，提高护士执业资格考试通过率；增加护士相关法律法规内容和课时，增强护士依法维护患者和自身权益的意识；正文相关处增加"知识链接"，培养学生发散性思维；增加实训模块，以学生为主体，培养理论联系实际、合作的能力，在案例教学、角色扮演中，使人文基础课变得生动有趣；增加插图和数字化课件，使教材图文并茂、直观生动，适应学生心理发展及新时代教育教学要求。

　　本教材供中等职业教育医药卫生类各专业使用。本教材的编写是由 7 位教学经验丰富、专业知识全面的骨干教师合作完成，在编写中各位编者精益求精，反复斟酌修改，付出了艰辛的劳动，同时也得到了编者所在单位的大力支持，在此表示衷心的感谢！

　　在编写过程中，编者参阅了国内许多专家、学者的著作和文献资料，向他们表示诚挚的敬意和感谢。由于编写时间紧迫，编者学识水平有限，书中难免会存在不足之处，恳请各界专家、师生和其他读者赐教、指正！

庞红梅

2019 年 2 月

Contents 目录

第 1 章

绪　论

　　树立护理伦理观念，正确进行伦理决策是避免和减少护患矛盾，提高患者满意度，适应新时期临床护理工作需要的关键。同时，当前医患纠纷较为常见，学习相关法律法规知识有助于我们了解责任、正确面对。学习护理伦理与卫生法律法规这门课程是护理学生掌握和运用护理伦理与卫生法律法规知识的重要途径。

案例 1-1

　　患儿，男，2 岁，被开水烫伤，烫伤面积达 15%，部分为浅 2 度烫伤，部分为 1 度烫伤。住院期间，护士在为其换药时，患儿出现了痛哭等不适症状，家长询问护士是否用错药，护士置之不理并继续上药。患儿家长再次提醒及质问时激怒了该护士，其将一瓶药水倒到患儿伤口上致使患儿出现了休克现象，最终死亡。后来发现护士给患儿所用药物为剧毒药品。

问题： 如何评价该护士的行为？

第1节　伦理学概述

一、伦理学的概念和基本问题

　　"伦理"一词的本义是指人伦关系及其内蕴的条理、道理和规则，即是对相关知识的研究。伦理学以道德现象为研究对象，不仅包括对道德意识现象（如个人的道德情感等）的研究，而且包括对道德活动现象（如道德行为等）及道德规范现象等的研究。

考点：伦理学的基本问题

　　伦理学又称"道德学"或"道德哲学"，是一门研究道德起源、本质、作用及其发展规律的科学，是对社会道德在理论上的概括和总结。

　　伦理学的基本问题是道德和利益的关系问题。这一问题包括两个方面的内容：①社会经济利益决定道德，还是道德决定经济利益，以及道德对社会经济有无反作用的问题。马克思认为，道德是社会的、历史的产物，是一定社会经济关系的反映。在人类道德生活领域中，作为经济关系的直接表现，利益是第一位的，而反映利益关系的道德是第二位的，利益决定道德，而道德又反作用于利益。②道德如何反映和调节个人利益与社会整体利益关系的问题。对这一问题进行不同回答，就形成了不同的道德体系及相应的原则和规范，也规定着不同道德活动的标准、方法和方向。

案例 1-2

　　有一位妇女得了绝症，生命垂危，一位药剂师发明了含镭元素的药能救这位妇女的命。药剂师的药价格是 2000 元，但妇女的丈夫海因兹无法支付。实际上药剂师制药的成本只有 200 元，海因兹向亲朋好友借钱，却只凑够了 1000 元。无奈之下，海因兹找到了药剂师，向他说明自己妻子快死了，药能否便宜一点卖给他，但遭到了药剂师的拒绝。最终海因兹将药偷了出来。

问题： 海因兹偷药是对是错？

二、伦理学的特征

　　伦理学的四个特征：①伦理学知识具有理想性。伦理学是关于善恶的知识，而这种关于善恶的知识只是在比较的意义上而言的。当我们说一个事物、一个行为是善的时候，只是在与其他事物、其他行为相比中得出的结论。甲事物、甲行为与乙事物、乙行为相比较，可能乙事物、乙行为更好一些、更善一些；然而，如果甲、乙与丙三种事物或行为放在一起进行比较的话，可能丙更好一些或更不善一些。善或恶的判断只能依当时的各种条件、境况而定。在现实中，绝对的好、绝对的善或者绝对的坏、绝对的恶是很难找到的。②伦理学知识具有历史的传承性。伦理学是面向人生活的学问，而生活着的群体和个体毫无例外地都是生活于一定文化传统之下的。有什么样的文化，就会有什么样的伦理知识。这种伦理知识是作为传统的风俗习惯、理所当然的规矩渗透到人们的血液和良心中去的。当今的世界，存在着具有不同文化传统的民族地区和国家，而各民族和国家毫无例外地都有着各自的伦理观念和伦理规则。③伦理学知识具有普适性。伦理学作为面向大众生活的一门学问，探究的不是一个人的私理，而是适应公众生活的公理。只是一人之私言的所谓的伦理学理论是没有伦理学价值的。研究伦理学不在于是否建立一个与众不同的理论体系，而在于能否适应公众的生活。一个伦理学家提出了一个观点或一个道理，这还只是他个人的一己之见，至于能否进入公众的生活，那要看其是否可普遍化或可普适化。一个伦理学的观点或理论，越是能普适化，就越是具有深刻的伦理真理性。④伦理学知识具有知行统一性。伦理学旨在研究人伦关系的调解及人的道德素质的提升，这注定了它的研究成果、它所提出的原则规范是要在实际社会中付诸实践的。

三、伦理学的类型

　　伦理学根据其用途可以分为理论伦理学和应用伦理学。理论伦理学的任务在于发现社会道德生活的原理或者规律；应用伦理学的任务则在于应用这些原理或者规律来达到社会现实的目的。

考点：护理伦理学属于应用伦理学

　　理论伦理学是研究社会道德生活原理或规律的科学，有很多不同的流派，如元伦理学等。应用伦理学是研究将伦理学的基本原则应用于社会生活的规律的科学，是对社会生活各领域进行道德审视的科学。应用性和学科交叉性是应用伦理学的基本特征，具体来讲应用伦理学是以伦理学原理为依据，着重研究现实生活中伦理道德问题，在实践中验证和发展伦理学的理论和原则，如医学伦理学、护理伦理学、商业伦理学、教育伦理学等。

　　护理伦理学作为应用伦理学的一个分支，对护理实践起到巨大的指导作用，是护理人员学习和研究的主要内容之一。

第2节　护理伦理学与卫生法律法规概述

一、护理伦理学概述

　　护理伦理学，是运用一般伦理学原则解决护理卫生实践和护理发展过程中护理道德问题的学科，它是护理学的一个组成部分，又是伦理学的一个分支。护理伦理学紧密结合护理科学发展的实际，研究与探讨当代护理道德。它是护理学与伦理学、心理学、社会学、管理学、教育学等社会学科相互交叉的一门边缘学科。

　　护理是一门艺术，不仅包含了专业的知识技能，更包含对患者的关心照顾，时刻体现出人文关怀及高尚的道德情操。南丁格尔作为护理领域的鼻祖，在护理伦理学上也颇有建树，被称为护理伦理学的先驱。有学者指出，护理伦理研究的是护理道德，是运用一般伦理学原理解决和调整护理实践与护理科学发展、护士之间、护士与他人之间、护士与社会之间关系的应用伦理学。而护士道德的突出点在于护理是充满着关爱和照顾的善举，"善"是道德的重要范畴，是伦理的客观要求和重要准则，更是护理道德首要的、必需的内涵。临床护士面临的伦理问题与道德之间有着紧密联系，作为护理伦理的研究对象，护理道德影响着护士的思维，形成其独特的信念，进而构成护士的思想境界和道德素质。所以，护士护理伦理道德在临床实践中有着非常重要的作用，对优质整体护理的提升起着重要的推进作用。护理伦理学的研究对象是护理道德。

护理伦理主要包括四类：临床护理伦理问题、高新技术伦理问题、护理研究伦理问题及公共卫生护理伦理问题。

（一）临床护理伦理问题

日常护理实践中存在大量的护理伦理问题，如是否告知癌症患者的病情、是否将宝贵的医疗资源用于无效治疗的患者、护士在抢救传染病患者时发生感染怎么办、患者意见与家属意见不合时该听取谁的意见等。临床护理伦理问题不仅包括特殊患者如老人、儿童、孕产妇、传染病患者、精神病患者、临终患者的伦理问题，也包括不同岗位如门诊、急诊科室、手术室、重症监护室等的伦理问题，还包括护理工作中人际关系的伦理问题，甚至跨文化护理中的各种伦理问题。所以，学界非常重视临床护理伦理问题的研究，以此提高护士伦理素养，解决临床伦理难题。

（二）高新技术伦理问题

随着科学技术的发展，医学领域的高新技术也开启了前所未有的盛大场面，如器官移植、先进的检查治疗设备、监护设备、试管婴儿、胎儿三维/四维 B 超检查等。技术的革新促进了生命的延长，提高了患者的生命质量，可也带来了诸多伦理问题，如 B 超室的护士是否应告知父母胎儿的性别，怎样处理选择性堕胎，代孕母亲"出租"子宫时医院是否应该继续为其进行试管婴儿培植，器官移植的过程中护士对脑死亡标准的伦理争议及因供体器官严重不足而引发的稀缺医疗资源分配的公正性，由于高新技术带来的看病贵等问题。面对如此多高新技术带来的伦理问题，护理人员应具有强烈的伦理意识，合理地对待这些问题。

（三）护理研究伦理问题

近年来，护理学科发展突飞猛进，对护理人才的要求越来越高，更多的护士加入到各类护理研究中，有很多涉及患者的护理科研项目，由此也带来很多伦理问题。有的护士为了职称晋升而剽窃、篡改甚至购买学术论文；在一些试验中，护理研究者没有告知患者试验带来的负面影响；还有不少护士不熟悉研究伦理政策和程序，不遵守伦理准则，不清楚伦理审查的程序和要点，从而无法保护受试者权益，有的护理研究人员甚至引诱、欺骗或诱导受试者参与研究。在临床中，有的护士碍于同事之间的情面，帮助医生完成一些研究，没有告知患者而多抽取患者血液，或是将患者服用的药物改为某研究药物。所以，护理研究的伦理问题也非常重要，值得重视。

（四）公共卫生护理伦理问题

随着医学模式的转变及护理事业的发展，护士的护理范围由医院扩大到了家庭、社区及整个国家。2003 年"非典"（SARS）病毒肆虐、2008 年禽流感暴发、"5·12"汶川大地震、2009 年甲型 H1N1 流感暴发、2010 年青海玉树地震等，人们的生命健康受到了严重的威胁，医护人员为保障人民群众生命健康，不顾个人的安危，与疾病和灾难勇敢抗争。针对诸如此类公共卫生的护理也带来了诸多伦理困惑，如护士该怎样在家庭责任和职业责任中做出选择、医护人员因公感染或受伤的经济损失是否应当得到赔偿，以及灾难面前稀缺医疗资源该如何分配等。

二、卫生法律法规概述

卫生法律法规是指调整卫生社会关系的一系列具有强制性效力的规范性文件。卫生法律法规体系中与护理相关的制度主要包括：①执业护士管理法律制度，主要指《中华人民共和国护士管理办法》及其相关法律制度，主要包括护士的权利和义务、护士执业资格考试制度、护士执业注册制度等。通过对这部分知识的学习，我们对执业护士的概念、护士执业注册的必备条件等知识会有更深刻的认识。②医疗事故处理的法律制度中，主要包括医疗事故的构成要件、医疗事故的分级制度、医护人员应履行的责任和享有的权利等。③其他医疗卫生事业相关的法律制度，如药品管理法律制度、医疗器械管理法律制度等相关的法律和行政法规。

三、护理伦理学与卫生法律法规的关系

护理伦理学与卫生法律法规关系密切，有共性，也有区别。

首先，护理伦理学和卫生法律法规具有共同的目的，它们在协调人际关系的基础上，使护理工作在伦理与法律约束和保护的前提下顺利进行。两者在内容上相互吸收，功能上相互补充。护理道德与法律相互渗透、相互包含，即法律包含着护理道德的内容，护理道德规范也包含着法律内容。护理道德与法律相互补充、相互作用。护理道德为法律鸣锣开道，法律为护理道德保驾护航。

考点：护理伦理学与卫生法律法规的共性与区别

其次，两者的区别一方面在于规范途径不同。法律是由国家强制力执行的行为规范，而伦理是依靠人们的信念、习惯、传统和教育力量来维系的。另一方面，研究对象不同。卫生法律法规是以卫生领域中的法律为研究对象，而护理伦理学是以护理实践中的职业道德为研究对象。

第3节 护理伦理与卫生法律法规的形成、发展与展望

护理伦理和卫生法律法规的发展是随着医药卫生事业的不断实践和发展而逐步深入发展而来的，从世界范围来看，护理伦理在南丁格尔时期就已经处于探索阶段，卫生法律法规作为一门学科大致于20世纪60年代形成。

考点：护理伦理学的先驱者

知识链接 南丁格尔

南丁格尔（1820年5月12日至1910年8月13日），英国护士和统计学家。在德国学习护理后，曾前往伦敦的医院工作，于1853年成为伦敦慈善医院的护士长。克里米亚战争时，南丁格尔通过缜密分析，得出英军的死亡原因更多的是来自战场外疾病感染，而非战场上受伤。1854年南丁格尔于克里米亚野战医院工作，并成为该院护士长。南丁格尔极大地改变了护士形象，其也成为护士精神的代名词。可以说南丁格尔是第一个真正的护士。她的生日"5月12日"也被设为国际护士节。

一、护理伦理的形成、发展与展望

（一）我国古代护理伦理的形成、发展

远古时期，神农遍尝百草，被称为"本草学"的奠基人。《淮南子》记载：神农"遍尝百草之滋味，水泉之甘苦，令民知所避就。当此之时，一日而遇七十毒"。这反映了"舍己为人，勇于探索"的精神在远古时代已经形成。

五帝之一黄帝，热心医药，留下了最早的中医典籍《黄帝内经》。该书在论述疾病及治疗方法的同时，更强调了"医乃仁术"的思想。书中记载的"天覆地载，万物备悉，莫贵于人""人之情，莫不恶死而乐生"充分说明了生命的价值，反映了医生必须具备"济众生"的医疗道德。

扁鹊将"济世救人"作为为自己医德思想的核心，扁鹊行医于民间，游历于诸侯各国，"过邯郸，闻贵妇人，即为带下医；过洛阳，闻周都之人爱老人，即为耳目痹医；入咸阳，闻秦人喜小儿，即为小儿医。"

知识链接　　　　　　　　　　　扁鹊"六不治"

在《史记》中记载了扁鹊的"六不治"原则：①狂妄、骄横、不讲道理、不遵医嘱的人；②只重视钱财而不重视养生的人；③对服饰、饮食、药物等过于挑剔、不能适应的人；④体内气血错乱、脏腑功能严重衰竭的人；⑤身体极度羸弱、不能服药或不能承受药力的人；⑥只相信鬼神、不信任医学的人。

张仲景史称"医圣"。在《伤寒杂病论》序言中，对医学的性质、宗旨、医学道德和医学发展做出了精辟的论述。他强调济世救人、仁爱为怀的医德。"上以疗君亲之疾，下以救贫贱之厄"，要求对患者一视同仁。

隋唐时期医护伦理得到了广泛深入的发展，形成了理论，构成了体系。其代表是药王孙思邈，其代表作《备急千金要方》中的"大医习业"和"大医精诚"是我国最早全面论述医护道德的专论。孙思邈强调"凡大医治病，必当安神定志，无欲无求，先发大慈恻隐之心，誓愿普救含灵之苦。若有疾厄来求救者，不得问其贵贱贫富，长幼妍媸，怨亲善友，华夷愚智，普同一等，皆如至亲之想"。

（二）护理伦理的发展与展望

护理伦理是随着护理行业的实践不断发展的，近些年护理伦理学体现了四大发展趋势，主要有：①护理伦理将成为一门独立的新学科。护理伦理将不再是医学伦理学的附属品，而独立出自己的研究对象、内容、任务及研究方法等，逐渐成为一门学科。②随着护理教育的高等化，护理伦理学将成为护士专业的重要课程之一，课时也将增多，护理伦理学已成为重要的必修课程。③护理道德观念的转变。随着社会的变革，新旧护理道理观念之间呈现出分化、认识和重组的态势。护理道德不再是驯制和防范护士的手段，社会道德理想、历史的客观逻辑只有深入到道德主体的精神生活和内部世界中，护士才会有深刻的责任感和持久的道德力量。④护理的物化将导致护患关系冷漠。随着科技的发展，医院护理已进入电子时代，随着新技术的出现，一方面可使护患联络迅速简便，减轻护士的工作强度，提高护理质量和数量，而另一方面，随着护患接触的减少，将导致人情的淡薄和护患关系的冷漠，从而给护理伦理带来新的难题。

二、卫生法律法规的形成、发展与展望

20 世纪中叶，世界医药卫生事业快速发展，现代科学技术和生物技术大量应用。然而医药技术是一把"双刃剑"，其给人们带来便利和快捷的同时，也带来了很多负面影响，如抗生素的滥用导致"超级细菌"的出现等。卫生法律法规应运而生，保证了医学技术正确使用，同时更好地处理了医患纠纷。

我国卫生法律法规建立于 20 世纪 80 年代并开始进入快速发展阶段，各项卫生法律法规相继颁布，卫生法律法规体系不断丰富完善。目前我国卫生法律体系以卫生基本法和卫生部门法为基础，并未形成卫生法典。未来我国将进一步统一卫生法律法规体系建设，并进一步体现"卫生保护原则""预防为主原则""公平原则""保护社会健康原则"等卫生法律法规的基本原则。

考点：我国卫生法律法规体系建立时间

第4节 学习护理伦理与卫生法律法规的意义和方法

一、学习护理伦理与卫生法律法规的意义

通过对护士的护理伦理认知情况进行调查发现，部分护士对护理伦理认识有所欠缺，这显然不适应现代医学发展的现状。护理伦理知识的学习可以帮助学生更好地提升职业道德和职业素养，更好地为患者服务。同时，随着人们物质生活水平的不断提升，人们对医疗服务的需求越来越多，标准也越来越高，这导致了近些年医疗纠纷增多，患者的维权力度也在不断提升，医患关系矛盾突显。近些年，医患冲突的案例给我们敲响了警钟，学习卫生法律法规有助于我们从深层次思考问题，明确医患双方的权利与义务，能够依法维护自己的权利，并切实履行自己的责任与义务。如通过卫生法律法规中关于护士的责任和义务介绍，我们可以获知护士的法律义务有尊重患者自主决定的义务、知情告知义务、监督患者权利实现的义务、为患者保护隐私的义务等。

二、学习护理伦理与卫生法律法规的方法

（一）理论联系实际的方法

理论联系实际是提高知识理解和应用的重要途径，是学好护理伦理和卫生法律法规的重要手段。一方面要扎实掌握理论知识，另一方面要在具体实践中运用知识。理论联系实际既是基本理论课程的根本要求，也是社会、学生实际的需要；既是一般的教学方法，也是教学的根本目的。

（二）历史考察的方法

任何事物和现象的产生都有其产生和发展的规律，而且在不同阶段体现出不同的特点。护理伦理和卫生法律法规都有其自身的发展规律，必须通过其历史发展理解知识。运用历史考察的方法，将理论和各种社会关系、意识形态及医护事业发展的状态联系起来，才能理清护理伦理和卫生法律法规产生与发展的规律。

（三）比较分析法

比较研究法是对物与物之间和人与人之间的相似性或相异程度的研究与判断的方法。比较研究法可以理解为根据一定的标准，对两个或两个以上有联系的事物进行考察，寻找其异同，探求普遍规律与特殊规律的方法。比较分析法是通过不同事物之间的异同比较，分析其产生的原因和条件，揭示出该事物的特征和发展规律的方法。一方面横向比较国外的护理伦理和卫生法律法规的发展理念，借鉴有益经验；另一方面纵向比较了解我国护理伦理和卫生法律法规发展的历史，进一步完善我国的理论，保障人民健康。当然，护理伦理和卫生法律法规有相同点和不同点，两者之间的比较学习也是理解知识的重要途径。

小 结

护理伦理和卫生法律法规知识是提升职业素养，更好地为患者服务的关键，也是更好地完成自身工作的基础，通过绪论的学习，学生应更好地理解课程安排，为后续的学习奠定基础。

自 测 题

A₁型题

1. 伦理学的基本问题是（ ）
   A. 道德与利益　　B. 是非与对错
   C. 成功与失败　　D. 利益与规范
   E. 道德与规范

2. 护理伦理学的研究对象是（ ）
   A. 护理道德本质　B. 护理道德
   C. 护理道德实践　D. 护理道德意识
   E. 护理伦理知识

3. 谁最先赋予伦理学以伦理和德行的含义（ ）
   A. 摩尔　　　　　B. 亚里士多德
   C. 苏格拉底　　　D. 柏拉图
   E. 孔子

4. 伦理学是关于（ ）的知识。
   A. 是非　　　　　B. 善恶
   C. 对错　　　　　D. 成败
   E. 德行

5. 伦理学是面向人生活的学问，而生活着的群体和个体毫无例外地都是生活于一定文化传统之下的。有什么样的文化，就会有什么样的伦理知识。这说明伦理学知识具有什么特点（ ）
   A. 理想性　　　　B. 历史传承性
   C. 普适性　　　　D. 知行统一性
   E. 强制性

6. 护理伦理学的先驱者是（ ）

A. 神农　　　　　B. 南丁格尔
C. 扁鹊　　　　　D. 张仲景
E. 孙思邈

7. 护理伦理学应属于（ ）
   A. 应用伦理学　　B. 理论伦理学
   C. 非规范伦理学　D. 描述性伦理学
   E. 生命伦理学

8. 护理伦理和卫生法律法规具有的共性是（ ）
   A. 共同的研究对象
   B. 相同的表现形式
   C. 共同的规范途径
   D. 相同的规范方式
   E. 共同的目的

9. 我国卫生法律法规体系建立于（ ）
   A. 20世纪50年代
   B. 20世纪60年代
   C. 20世纪70年代
   D. 20世纪80年代
   E. 20世纪90年代

10. 下列哪项不属于护士的道德义务（ ）
    A. 尊重患者自主决定的义务
    B. 知情告知义务
    C. 为患者解除痛苦的义务
    D. 监督患者权利实现的义务
    E. 为患者保护隐私的义务

（姬广明）

第2章 护理伦理的规范体系

案例 2-1

护士张某，某综合医院内科护士，在给患者输液过程中误将 2 床王某的青霉素给 3 床李某输入，患者并未察觉，但护士张某很快发现了差错，立即给患者更换了药液，之后严密观察患者，并未发生青霉素过敏性反应。护士张某深知犯了大错，内心十分紧张，将此事报告给了科护士长，并写了深刻的检讨。

问题： 1. 本案中体现了护理伦理的哪些原则？

2. 护理伦理基本原则的实质是什么？

3. 对于护士张某进行伦理分析，护理工作过程中出现差错事故，应如何处理？

护理伦理的基本理论是在生命论、人道论、公益论、道义论、功利论等理论基础上产生的。护理伦理的原则、规范、范畴共同组成了护理伦理的准则体系。护理伦理的基本原则是具体原则、规范和范畴的总纲和精髓，在护理伦理理论体系中起着主导作用。具体原则、规范、范畴是基本原则的展开和具体化。

第1节　护理伦理的理论基础

一、生命论

考点：生命论经历的阶段

生命论是有关人生命本质和意义的理论，主要经历了生命神圣论、生命质量论和生命价值论三个阶段。

生命神圣论是一种强调人的生命神圣不可侵犯、至高无上的伦理观念。它的基本理念是要不惜任何代价维护和延长生命；无条件保护和保存生命；一切人为终止生命的行为都是不道德的。生命神圣论指导着每一名护士要培养高尚的道德品质，珍爱生命，要用一切办法解除患者的痛苦，挽救、延长患者的生命。生命神圣论也有其局限性，它强调生命的数量和生物属性，把生命的意义绝对化，如反对堕胎、绝育、避孕等行为，使得人口数量会无计划暴增，社会负担加重。

生命质量论是以人自然素质的高低、优劣来衡量生命对其自身、他人和社会存在价值的伦理观念。这一理论由生命神圣论向追求生命质量转变，使生命伦理学更加科学和完善。追求生命质量也是人类做出的理性选择，对控制人口数量，提高人口素质，改善生存环境也具有重要意义。但是这一理论也有局限性，如有的人生命质量很低，但它存在的价值很高，而有的人生命质量很高，它存在的价值却很低。

生命价值论是根据生命对自身、他人和社会的效用来决定医疗护理措施的伦理理论。该理论判断人的价值主要取决于两个方面：一是生命本身的质量，决定了生命的内在价值；二是生命对他人、社会和人类的意义，决定了生命的外在价值。护士在判断生命价值时，要把内在和外在价值相结合来判断。如婴儿患者，我们不能因为他们还没有足够外在价值就轻易放弃对他们的抢救。

综上所述，生命论要求护士要用一切办法捍卫生命尊严，维护人生的权利。同时，当面临危重患者时，是无意义地延长生命还是让患者更有质量、有价值地活着，只要护士的选择合理，也是符合道德要求的。

二、人　道　论

人道论是认为人具有最高价值，因而应维护人的尊严、权利和人格的理论体系。人道论强调人具有最高价值，应尊重人的尊严与价值，坚持以人为本。在人道论的基础上，逐渐衍生出了医学人道论，是指医护人员在医疗活动过程中，关心、爱护患者，尊重患者的人格、权利和生命，维护患者利益的道德理论。医学人道论的核心内容：尊重患者的生命；尊重患者的人格；尊重患者的生命价值；尊重患者的权利。护士在服务患者的过程中，应以人道论的理论为指导，善待每一个患者。

三、公　益　论

公益论是以社会公共利益为出发点，看行为是否以社会公共利益为直接目的而确定道德规范的理论体系。公益论的主要内容包括社会公益、人类公益、医患群体公益和子孙后代的公益。它指导护士在为患者提供护理服务过程中，不仅要满足患者的利益需求，还要兼顾社会、人类和子孙后代的利益。公益论强化了护士的社会责任，要求护士要非常公正地对待社会、集体和个人的利益。当三者利益互不冲突时，我们应尽量去实现和满足个人利益，当三者利益发生冲突时，应坚持社会利益优先的原则。公益论的观点为人类社会的长远发展做出了贡献。

四、道　义　论

道义论是有关道德义务、责任和应当的理论体系。在护理伦理学的理论中，道义论以护理道德义务和责任为中心，主要研究护士的行为动机和意向，提出一些护士行为应遵循的规范和准则，使护士的行为符合道德要求。受这些理论的影响，护士对患者的道德责任感加强，激励着护士为守护患者生命健康不懈奋斗。但道义论也有其弊端，它强调护理行为动机的纯正性，却忽视了效果如何；强调以对患者负责为中心，有时会忽视对社会和他人应尽的责任；没有明确患者应尽的责任。护患义务是双向的，患者也应尽一定的责任，如配合护理人员进行一些调查研究，推动护理专业的发展。

五、功　利　论

功利论是以人们行为的功利效果作为道德价值评价的基本标准，根据行为的后果来判断行为是否符合伦理的一种伦理学理论。功利论著名的原则是"最大多数人的最大幸福"，根据功利论的理论，护士在工作中应满足患者及家属的最大利益和幸福需求，应将有限的医疗卫生资源进行合理分配，让最需要的患者得到救治，并尽量不损害多数人的利益。功利论也提出要满足护士物质和精神上的合理需求，调动护士工作积极性。但功利论也有其弊端，由于太看重功利性，而忽视义务和责任，使工作中出现一些歪风邪气，影响护理队伍的高尚性和纯洁性。另外，受功利性影响，也容易出现小团体主义和利己主义情况。因此，对护士应给予正确价值引导，避免误入歧途。

考点：护理伦理的主要理论基础

第2节 护理伦理的原则

一、护理伦理的基本原则

（一）护理伦理基本原则的含义

护理伦理的基本原则是护理道德规范的总纲，是调整各种护理伦理关系的准则，它是衡量护理人员道德品质与道德行为的最高标准。

（二）护理伦理基本原则的内容与要求

考点：护理伦理基本原则的内容

1. 内容　主要有救死扶伤，防病治病；践行社会主义、人道主义；全心全意为人民的健康服务。

2. 要求

（1）救死扶伤，防病治病的要求：护士应竭尽所能，运用所学专业技能和知识救治患者；应积极指导人民群众预防疾病发生，防患于未然；还应不断学习先进的医学与护理知识和技能，以便更好地服务患者。

（2）践行社会主义、人道主义的要求：在社会主义制度下，特别强调要尊重人的价值、敬畏生命。护士应关心体贴患者，充分尊重每一位患者，做到生命价值面前人人平等。

（3）全心全意为人民的健康服务的要求：服务对象是广大人民群众，而不是少数人或个别阶层的人；服务目标是实现广大人民群众的身体、心理整体健康；护士要有强烈的社会责任感和奉献精神，全心全意为人民群众解决疾病困扰，有时甚至不惜献出自己宝贵的生命。

二、护理伦理的具体原则

考点：护理伦理的具体原则

护理伦理的基本原则比较抽象、概括，而在实际护理工作中，还有一些具体的、操作性强的原则，这些具体原则主要有不伤害原则、有利原则、自主原则、公正原则。

（一）不伤害原则

不伤害原则指在护理工作中不给患者肉体、精神和心灵带来伤害的原则。它还要求不能将患者置于会受到伤害的危险之中。在护理工作中常见的伤害现象主要有：

1. 可知伤害与意外伤害　可知伤害指护士在进行护理活动之前通过评估和预测就可预先知晓的对患者的伤害，如手术会挽救患者的生命，但却给患者带来疼痛及组织损伤的伤害；意外伤害指虽然经过护士预测评估，但仍难以预料的对患者造成的伤害，如麻醉意外。

2. 可控伤害与不可控伤害　可控伤害指经过护士努力可以杜绝或降低其伤害程度的伤害。如肌内注射时，护士可以通过快进针、快拔针、慢推药的方式减轻患者的疼痛不适；不可控伤害指超出护士控制能力的伤害。

3. 有意伤害与无意伤害　有意伤害指护士主观恶意伤害患者或对患者极其不负责任，拒绝给患者实施应该采取的护理措施，或为增加收益而为患者实施不必要的护理措施；无意伤害指在进行正常的诊疗护理活动过程中所带来的间接伤害。

考点：护理工作中常见的伤害现象

4. 责任伤害与非责任伤害　责任伤害指由于护士责任心不强而导致的有意伤害或虽然无意但属可知、可控而未给予评估预测和控制的伤害；非责任伤害并非由于护士责任心不强而导致的意外伤害，或虽可知但不可控的伤害。

总之，为了使患者的利益最大化，护士在工作中要严格要求自己，强化责任意识，尽职尽责、竭尽全力防范可能对患者造成的伤害。

（二）有利原则

有利原则指把有利于患者的健康放在首位并切实为患者谋利益的伦理原则。西方又将这一原则称为行善原则，即要求护士要多为患者做善事，履行善良的德行。

有利原则要求护士要树立全面的利益观，真诚关心患者的各方面利益，努力使患者受益，给患者最优质的护理服务；坚持公益原则，不仅要有益于患者的利益，还要有益于社会和他人的健康利益。

（三）自主原则

自主原则指在护理活动过程中，护士要充分尊重患者自己做决定的权利，让患者依照个人意愿自我选择和自由行动做自我管理和决策的原则。自主原则主要表现为尊重患者的自主权和知情同意权。

自主原则要求护士要充分尊重患者的自主性，维护患者知情同意的权利，尊重患者的人格。在特殊情况下，也要求护士要正确行使护理干涉权。如需抢救昏迷患者而家属不在身边时，护理人员有权做主，先保证患者的生命安全。

知识链接　　　　　签署医疗活动知情同意书的规定

卫生部制定的《病历书写基本规范》规定：对需取得患者书面同意方可进行的医疗活动，应由患者本人签署知情同意书。患者不具备完全民事行为能力时，应当由其法定代理人签字；患者因病无法签字时，应当由其授权的人员签字；为抢救患者，在法定代理人或被授权人无法及时签字的情况下，可由医疗机构负责人或者授权的负责人签字。此规定自2010年3月1日起实施。卫生部表示，出台"规范"是为了保障医疗质量和医疗安全。

（四）公正原则

公正原则指护士在护理工作中公正、公平地对待每一位患者，即同样有护理需求的患者应该得到同样的护理待遇。

公正原则要求护士要公正平等地对待每一位患者；公正地分配医疗卫生资源，应综合权衡，尽力实现分配的公平性和合理性；公正地解决护患纠纷，如果是护士的过错，应主动承认，如果是患者的责任，护士应尽力取得患者的理解和配合，妥善解决纠纷。

三、护理伦理的应用原则

（一）知情同意原则

知情同意原则指患者或其法定代理人在完全了解医护人员所提供的关于自己疾病的足够信息的前提下，自愿地同意或应允给予某些检查、治疗或实验的伦理原则。

知情同意的实施也是有条件的，主要有以下几点。

1. 信息的告知　信息告知也是讲究艺术的，护士应提前做好计划，选择患者能接受的方式、方法。若告知不准确、不到位，均可影响患者的决定，还会引起不必要的误解和纠纷。

2. 信息的理解　护士应善于观察分析，在患者精神状态和情绪良好的情况下，以简单易懂的语言，用合理的方式告知患者，以达到信息理解的准确性。

3. 同意的能力　护士在提供信息前应先评估患者的同意能力，如不具备能力，即使信息再详细也是徒劳的。

4. 自由的同意　指患者有自主决定的自由，完全是自愿的，不能受到任何形式的操纵、胁迫和限制。

考点：知情同意实施的条件

（二）生命价值原则

生命价值原则主要包括两个方面的含义：一是尊重人的生命：人的生命是神圣的、至高无上的，护士要关心、维护人的生命；二是尊重生命的价值：要尊重有质量、有价值的生命，如果生命质量低劣，又要耗费大量医疗护理资源来维持其生命，权衡之后若放弃特殊救治义务，也是符合伦理要求的。

（三）最优化原则

最优化原则指在为患者提供诊疗护理方案时，要以最小的代价获得最大的效果。最优化原则，对护士提出的要求如下：

1. 疗效最佳　护士为患者提供的护理服务应是当时医学水平上或当地医院条件下最佳的。

2. 损害最小　护士在为患者选择护理措施时审慎对待，选择安全系数最高、不良反应最小的措施，以保证患者利益最大化。

考点：最
优化原则
对护士的
要求

3. 痛苦最轻　护士应精心选择给患者带来最小痛苦的护理措施。

4. 耗费最少　护士应尽可能使费用降到最低，减轻患者和家属的负担。

（四）保密原则

保密原则主要包含两方面内容：一是为患者保守秘密，如患者不愿他人知晓的信息；二是对患者保密，如某些信息可能会导致患者情绪失控和病情恶化，应暂不告知。保密原则要求护士：

1. 不任意传播和扩散患者的秘密。

2. 护士应经常学习相关法律知识和护理伦理规范，避免侵害患者隐私。

3. 护士不应在公共场合讨论患者的相关信息，并保管好患者的病历资料，防止患者隐私意外泄露。

第3节　护理伦理的基本规范

一、护理伦理基本规范的含义及作用

（一）含义

护理伦理规范是指依据一定的护理伦理理论和原则而制定的，用以调整护士人际关系及护士与社会关系的行为准则，也是培养护士道德品质的具体标准。

（二）作用

护理伦理规范是护理伦理学规范体系的重要组成部分，是评价和判断护士行为的基本准则，对人际关系起调节作用，对护理管理起规范作用。

二、护理伦理基本规范的内容

（一）爱岗敬业，忠于职守

只有热爱这个职业和岗位，才能真正爱护和尊重患者，体会护理工作的价值，更好地干好本职工作。忠于职守，要求护士在工作中时刻把减轻患者痛苦、保护患者生命安危放在首位，全心全意为患者服务。

（二）尊重患者，一视同仁

充分尊重患者的人格权利和生命价值，亲切真诚地与患者沟通，促进其尽快康复。平等对待每一位患者，给予同样的尊重，积极救治。

（三）刻苦钻研，精益求精

医学发展突飞猛进，护士是促进医学发展的主力军，所以必须勤奋进取、刻苦钻研、不断创新，做到精益求精。

（四）举止端庄，文明礼貌

举止端庄、文明礼貌是护士良好素质和修养境界的体现，也是赢得患者信任与合作的基础。护士的言谈举止会影响护患关系，也会影响护士自身和医院的形象。

（五）团结协作，互尊互学

护理工作比较琐碎，是个系统工程，护士应树立整体观念，与其他工作人员团结协作，共同完成工作任务。还应虚心向他人学习，尊重他人的人格和劳动成果。

（六）言语谨慎，保守医密

护士的言语对患者有重要影响，有时言语稍有不慎，就会增加患者的思想负担，所以护士要言语谨慎，观察和稳定患者的情绪，保证护理效果。护士还应保守医密，不侵犯患者的隐私权。

（七）廉洁奉公，遵纪守法

护士应把救治患者看作自己的神圣使命，要多站在患者立场考虑问题，做到正直廉洁、公私分明，不接受患者和家属的钱物。遵纪守法，"慎独"并时刻保持清醒的头脑。

考点：护理伦理基本规范的内容

第 4 节　护理伦理的基本范畴

一、护理伦理基本范畴的含义与意义

（一）含义

护理伦理基本范畴是伦理规范在护理活动中的具体运用，是护理伦理现象的总结和概括，是护理伦理规范与原则的必要补充，同时也受其影响和制约。

（二）意义

1. 强化护士的护理伦理意识　可以帮助护士更好地领悟护理伦理观念，指导护理实践，强化护士的责任意识。

2. 帮助护士将护理伦理原则转化为护理伦理品质　护理伦理的基本原则和规范是社会对护士提出的客观要求，护士必须借助护理伦理基本范畴去感知和体悟这些客观要求，进而将其转化为自己的伦理品质。

二、护理伦理基本范畴的内容

考点：护理伦理基本范畴的内容

（一）权利与义务

1. 权利　通常有两个含义：一是指法律上的权利，即公民或法人依法行使的权利和享有的利益；二是指伦理学上的权利，即伦理学上允许的权利和应享受的利益。

（1）患者的权利：指患者在接受护理服务过程中应该享有的利益和可以行使的权利。主要有生命权、健康权、平等医疗权、知情同意权、隐私保护权等。

（2）护士的权利：指护士在工作中应享有的权利。主要有要求人格、专业被尊重的权利，医疗护理自主权，获得疾病相关信息的权利及特殊干涉权等。

2. 义务　指在一定的道德意识支配下，人们对他人、集体和社会所自觉承担的责任。

（1）护士的义务：指护士对患者、集体和社会所承担的道德责任。主要有尽职尽责地为患者提供最佳护理服务，积极负责地执行医嘱，尊重患者的人格和权利等。

（2）患者的义务：指患者对护士、集体和社会所承担的道德责任。主要有如实提供与疾病相关的信息，配合护理治疗工作，尊重护士及其劳动，避免将疾病传播给他人，遵守医院规章制度等。

3．护患双方权利与义务的关系

（1）坚持患者利益首位的原则，努力维护患者的权利。

（2）患者的权利与护士的义务在总体上是一致的，患者享有的权利就意味着护士要履行相应的义务。

（3）护士权利和患者权利应该是一致的，护士要维护和保证患者医疗权利的实现，护士权利是维护患者的权利。

（二）情感与良心

1．情感

（1）情感的含义：是人们内心世界的自然流露，是对客观事物和周围环境的心理反应和内心体验。护理伦理基本范畴的情感是护士对护理活动中的个人或他人行为进行评价时所产生的情感体验。

（2）护理伦理情感的内容：①同情感，有了同情感，护士才能设身处地为患者着想，竭尽全力地为患者解除痛苦。②责任感，有了责任感，护士才能在工作中高度负责，把挽救患者的生命作为自己神圣的责任。③事业感，强烈的事业感能激励护士把理想和追求凝结在护理事业上，不断地做好护理工作。

考点：护理伦理情感的内容

（3）护理伦理情感的作用：护士高尚的护理伦理情感对促进患者康复起积极作用；可以促进护士不断提高自身业务水平和道德修养；能激励护士为护理事业和护理科学发展做出积极贡献。

2．良心

（1）良心的含义：指人们对他人、集体、社会履行义务的道德责任感和自我评价能力。

（2）护理伦理良心的内容：①护士无论在任何情况下，都应忠实于患者，维护患者的利益。②护士应忠于护理事业，有为护理事业奉献终生的精神。③护士应忠于社会利益，行为不能有损社会利益。

（3）护理伦理良心的作用：①良心在护士行为之前对其动机起着选择作用，支配护士的动机选择。②良心在护士工作过程中起着监督作用。③良心在护士行为之后起着评价作用。

（三）审慎与保密

1．审慎

（1）审慎的含义：即周密谨慎。护理伦理基本范畴的审慎指护士在医疗护理行为前详细周密思考与行为过程中谨慎、细心、认真的一种道德作风。

（2）护理伦理审慎的内容：①语言审慎，鼓励性、安慰性语言常常有利于患者康复，而刺激性语言往往会使病情加重，甚至恶化。因此，护士要注意语言的严谨性、科学性。②行为审慎，护士应时刻小心谨慎，严格查对，一丝不苟，防止差错事故发生，提高护理质量。

考点：护理伦理审慎的作用

（3）护理伦理审慎的作用：①审慎有利于防止发生护理差错事故，保证患者生命安全。②审慎可以促进护士养成良好的行为习惯，不断提高道德修养水平。③审慎有利于建立和谐的护患关系。④审慎能促进护士不断钻研业务，提高护理水平。

2．保密

（1）保密的含义：即保守秘密，护理伦理基本范畴的保密是指护士应对患者的隐私和病情予以保密。

（2）护理伦理保密的内容：①保守患者的秘密，护士不能随意泄露患者的病情和隐私，也不能任意宣扬。②对患者的保密，是针对一些预后不佳的患者，如果如实相告，会使患者悲观绝望甚至病情恶化，护士应暂不相告。

（3）护理伦理保密的作用：①保密可以取得患者及家属的信任，有利于建立良好的护患关系。②保密可以使护患之间更好地交流与合作，从而促进患者早日康复。

小　结

本章主要探讨了护理伦理的规范体系。护理伦理的规范体系是护理伦理学理论体系的主体部分，是我国当代护理伦理学研究的重点对象与核心内容。护理伦理的理论基础是构成护理伦理学学科体系的基石，护理伦理的原则、规范、范畴都是建立在此基本理论之上的。护理伦理基本原则、规范与范畴是护理道德行为准则体系的主体，是护士在履行专业职责中所必须遵循的基本原则和行为规范。学习和掌握护理伦理规范体系，对于提高护士的职业道德修养、培养良好的护理道德信念、推动护理学科的发展都具有重要意义。

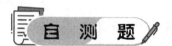

自 测 题

A₁ 型题

1. 在护理工作中最基本、最首要的关系是（　　）
A. 护士之间的关系
B. 护士与患者之间的关系
C. 护士与其他医务人员之间的关系
D. 护士与社会之间的关系
E. 护士与学科发展之间的关系

2. 护理伦理学的研究对象是（　　）
A. 护理道德　　B. 职业道德
C. 护理实践　　D. 一般伦理学
E. 护理发展规律

3. 把有利于患者健康放在第一位，并切实为患者谋利益的伦理原则是（　　）
A. 不伤害原则　　B. 有利原则
C. 公正原则　　D. 自主原则
E. 互助原则

4. 护理道德的基本原则、规范和范畴是护理伦理学的（　　）
A. 重要内容　　B. 首要内容
C. 核心内容　　D. 基本内容
E. 次要内容

5. 护士为人民健康服务的具体内容和手段是（　　）
A. 提高护理服务质量

B. 救死扶伤，防病治病
C. 实行人道主义
D. 提供全心全意的服务
E. 尊重患者

6. 护理道德审慎范畴要求护士首先应（　　）
A. 自觉
B. 养成良好的工作作风
C. 自觉学习，钻研业务
D. 具有良好的心理素质
E. 要达到慎独境界

7. 以下不是护理伦理具体原则的是（　　）
A. 不伤害原则　　B. 有利原则
C. 自主原则　　D. 知情同意原则
E. 公正原则

8. 按规章制度办事是（　　）
A. 平等合作的关系
B. 真诚的关系　　C. 公正的关系
D. 礼貌的关系　　E. 尊重的关系

A₂ 型题

9. 王某，男，50 岁，因车祸受伤需要住院，但未带足够押金，医护人员拒绝为患者办理住院手续，当押金凑够时，王某已错过抢救最佳时机而死亡，此案违背了（　　）
A. 公正原则
B. 尊重原则

C. 维护患者利益原则

D. 享有基本的医疗权

E. 不伤害原则

10. 张某，男，20 岁，因急性阑尾炎入院手术治疗。在手术过程中，需从患者右下腹将皮肤和皮下组织逐层切开，最终将阑尾切除，术后患者刀口也会疼痛不适。此种情况属于临床护理工作中常见伤害现象的（　　）

A. 意外伤害　　　　B. 可控伤害

C. 不可控伤害　　　D. 可知伤害

E. 责任伤害

A₃/A₄ 型题

（11、12 题共用题干）

某医院产科，孕妇张某在产房待产，多次向其责任护士说明自己腹痛难忍，请求其责任护士李某帮助并检查。但李某总是告知生孩子都会疼，并未给其检查，结果造成胎死宫内。

11. 此案例中，护士李某的行为违反了护理伦理具体原则中的（　　）

A. 有利原则　　　B. 自主原则

C. 不伤害原则　　D. 公正原则

E. 生命价值原则

12. 按照护理伦理的理论，这种情况属于（　　）

A. 可知伤害　　　B. 意外伤害

C. 责任伤害　　　D. 非责任伤害

E. 可控伤害

（宗国芳）

第3章 卫生法律法规的基本理论

卫生法律法规作为法律规范的一种，是卫生与法律法规的有机结合，为国家加强对卫生领域的管理、促进卫生事业健康发展、维护公民生命健康权益提供了重要的法律依据。

第1节 卫生法律法规基本概念、特征及调整对象

卫生法律法规的首要宗旨和根本目的是保护人体生命健康，它是通过规范与人体生命健康有关的各种活动和行为来实现的。本节主要从卫生法律法规的基本概念、特征及调整对象方面进行阐述。

一、卫生法律法规的概念、特征

（一）卫生法律法规的概念

1. 卫生的概念 《辞海》对卫生的解释是为增进人体健康、预防疾病，改善和创造合乎生理要求的生态环境、生活条件所采取的个人和社会措施，即为维护和保障人体健康而进行的个人和社会活动的总和。

2. 法的概念 法是体现统治阶级意志的、由国家制定或认可的，并由国家强制力保证实施的行为规范体系。法的表现形式主要有宪法、法律、法规、规章、条例等。

知识链接

中华字源——法

"法"字在古代是个会意字，写作"灋"。《说文解字》："灋，刑也。平之如水，从水。廌，所以触不直者去之，从去。"意思是说，"灋"是刑法的意思，"水"部表示执法如水一般平。右半部"廌"和"去"，指用能分是非曲直的神兽"廌"去触那些不正直的人，使他们离去。古文献中，法与刑通用，"法"字的原型"灋"充分体现了法的核心本质。

3. 卫生法律法规的概念 卫生法律法规是指由国家制定或认可的，并由国家强制力保证实施的，以调整保护人体生命健康活动中形成的各种社会关系为目的的一系列法律规范的总和。它既包括宪法、刑法、民法和行政法中用于调整卫生领域的法律规范，也包括卫生法律、卫生行政法规、地方性卫生法规及卫生规章、卫生决定与卫生办法等。卫生法律法规的内涵如下：

考点：卫生法律法规的概念

（1）卫生法律法规的表现形式是以生命健康、人口素质、医药卫生为主要内容的卫生法律文件和其他法律中的有关医药卫生的条文。

（2）卫生法律法规的目的是保护社会公共卫生秩序，规范卫生行为，保证医药卫生、预防保健活动的正常进行。

（3）与其他法律规范一样，由国家制定或认可，具有普遍约束力，依靠国家强制力保证实施。

（4）它规定了卫生法律关系参加人享有的权利和义务。

（二）卫生法律法规的特征

1. 法律的共同特征 卫生法律法规作为我国社会主义法律体系的一个重要组成部分，具有一般法律法规的共性，即规范性、国家强制性和权威性。

卫生法律法规的调整对象是围绕人体健康而产生的各种社会关系，它既要受到经济、政治、文化的影响，也要受到自然规律和科学技术发展水平的制约。因此，卫生法律法规还有自己的特征。

考点：卫生法律法规的基本特征

2．卫生法律法规的基本特征

（1）保障生命健康权利：生命健康权是公民人身权中一项最基本的权利。卫生法律法规以保障公民生命健康权为根本宗旨，其制定和实施是从广大人民群众的根本利益出发，使公民依法享有基本医疗保健的权利，增进身体健康。

（2）紧密联系自然科学：卫生法律法规的许多内容是依据现代医药卫生科学的基本原理和研究成果而制定的，这些原理和成果在奠定科学基础的同时也助推卫生法律法规不断完善进步。另一方面，卫生法律法规反过来又为医药卫生等自然科学的健康发展提供了保障。因此，卫生法律法规与自然科学相互促进、联系紧密。

（3）融合职业道德和技术规范：卫生法律法规要保护的是人体健康这一特定的对象，对公民的隐私权、名誉权、身体权等相关权益的尊重和保护，是卫生从业人员职业道德规范的基本内容。同时，医药卫生行业的技术性很强，必然要将大量的技术规范法制化，即卫生法律法规将直接关系到公民生命健康安全的操作规程、卫生标准等确定为技术规范，并把遵守技术规范确定为法律义务，使公民生命健康权得到保障。

（4）调整内容广泛、调节手段多样：保障公民生命健康权利是一项非常复杂、非常具体的社会工程。因此，卫生法律法规的内容几乎涉及了社会生产生活的各个领域，凡是对人体健康产生影响的产品、环境、活动和行为等，都在卫生法律法规的调整范围之列。调整内容广泛决定了其调节手段多样化。为有效保护公民的健康权利，卫生法律法规既要采用行政手段来调整卫生行政组织管理活动中产生的社会关系，又要采用民事手段来调整卫生服务活动中的权利义务关系，同时还要借助刑法的规定惩处危害公民生命健康的犯罪行为等。

（5）反映社会共同需求：预防和消灭疾病，保障人的生命健康权利，这是人类的共同目标。如何保障国民得到高水平的医药健康保健服务，如何最大限度地维护国民的生命健康权益，一直是世界各国共同关注的主题。疾病流行没有地域和国界限制，疾病防治措施和手段可以相互借鉴和学习，一些具有共同性的卫生要求被各国载入本国卫生法律，世界卫生组织制定的卫生协议、条例和公约成了国际社会共同遵守的准则。

二、卫生法律法规的调整对象

法律调整的对象一般是指法律所规定的受法律保护的特定社会关系。卫生法律法规调整的对象是指各种卫生法律规范所调整的社会关系，是国家卫生行政机关、医疗卫生组织、企事业单位、公民个人和国际组织及其内部，因预防和治疗疾病，改善人们生产、工作、学习和生活环境及卫生状况，保护和增进公民健康而形成的各种社会关系。主要包括：卫生组织关系、卫生管理关系、卫生服务关系、生命健康权益保护关系、现代医学与生命科学技术关系、国际卫生关系等。

第2节　卫生法律关系与法律责任

卫生法律关系与卫生法律责任是卫生法律中的两个基本范畴。卫生法律关系是卫生法律调整范围和方式的具体化；卫生法律责任是促进公民守法，维护社会正义的有效强制手段与工具。

案例 3-1

患儿，男，3 岁。误服炉甘石洗剂到某医院急诊科就诊。急诊医生误将 25%硫酸镁 20ml 口服写成了静脉注射。当班治疗护士执行医嘱时心存疑虑，但又想需要执行医嘱，于是将硫酸镁静脉注射，导致患儿死于高血镁引起的呼吸麻痹。

问题： 1. 案例中涉及卫生法的调整对象中的哪些关系？
　　　　 2. 案例中卫生法律关系主体、客体、内容分别是什么？

一、卫生法律关系

　　卫生法律关系是由卫生法律所调整和确认的法律关系，和其他法律关系一样，也具有主体、客体和内容三要素。

　　（一）卫生法律关系的概念与分类

　　1. 卫生法律关系的概念　卫生法律关系是指由卫生法律所调整的国家机关、企事业单位和其他社会团体之间，它们的内部机构及它们与公民之间在医疗卫生管理监督和医疗卫生预防保健服务过程中所形成的权利和义务关系。

　　2. 卫生法律关系的分类　按照卫生法律关系各主体间的法律地位是否平等，可分为平权型和隶属型卫生法律关系。

　　（1）平权型卫生法律关系：也称横向卫生法律关系，是指存在于平等主体间的卫生法律关系。如与人体生命健康相关产品的制造者、经营者同相关产品的消费者之间形成的法律关系；医疗机构及其医护人员与就医人员之间形成的医患法律关系等。这种卫生法律关系中双方主体的地位是平等的，享有的权利和承担的义务也是对等的。这类法律关系主要由《中华人民共和国民法通则》《中华人民共和国消费者权益保障法》《中华人民共和国产品质量法》和相关卫生法律法规来调整。

　　（2）隶属型卫生法律关系：也称纵向卫生法律关系，是指存在于不平等主体间的卫生法律关系，是国家卫生管理机关在实施卫生管理活动中与企事业单位、社会组织和公民之间发生的组织、计划、指挥、调节和监督等隶属关系。它主要包含卫生行政机关与企事业单位、社会组织和公民，即与行政管理相对人之间的外部行政关系；卫生行政机关与其工作人员之间、医疗卫生专业机构与工作人员之间形成的内部关系等。这些卫生法律关系中，双方主体的地位是不平等的，享有的权利和承担的义务也是不对等的。这类法律关系主要由行政基本法和有关卫生行政的法律法规来调整。

考点：卫生法律关系的三要素及其组成

　　（二）卫生法律关系的构成要素

　　卫生法律关系要素包括主体、客体和内容，三者缺一不可。

　　1. 主体　卫生法律关系的主体，也称权利主体，是指卫生法律关系的参与者，即在卫生法律关系中享有权利，并承担义务的当事人。其中享有权利的一方是权利主体，承担义务的一方是义务主体。依据我国卫生法律法规，卫生法律关系的主体包括国家机关、企事业单位、社会团体和自然人。

　　（1）国家机关：国家机关主体主要是作为纵向卫生法律关系的一方当事人，即行政管理人，主要包括各级卫生行政部门、各级药政监督管理部门、卫生检疫部门、劳动与社会保障管理部门、司法部门等，其中各级卫生行政部门在卫生法律关系国家机关主体中占大多数。

　　（2）企事业单位：作为行政相对人成为纵向卫生法律关系的主体；与接受它们产品或服务的国家机关、企事业单位、自然人等结成横向卫生法律关系，成为横向卫生法律关系的主体。如各类食品生产企业、各级各类医疗卫生机构既是纵向卫生法律关系的主体，也是食品消费者、患者之间的横向卫生法律关系的主体。

（3）社会团体：分为卫生社会团体和一般社会团体。卫生社会团体如中国红十字会、中华医学会等，它们在卫生法律关系中的地位和作用类似于卫生事业单位，为社会提供卫生咨询和卫生医疗服务。

（4）自然人：包括中国公民、外国公民和无国籍人，分为特定主体和一般主体。特定主体是指以特殊身份参加卫生法律关系的主体，如在医疗卫生机构中服务的卫生专业技术人员；一般主体是指以普通公民身份参加卫生法律关系的主体，如医疗服务关系中的患者。居住和停留在我国领域的外国公民和无国籍人也可以成为我国卫生法律关系的主体，他们能够参与哪些具体的卫生法律关系由我国有关医疗卫生法律及我国同各国签订的卫生国际条约或国际公认的准则加以规定。

2．客体　卫生法律关系客体，也称权利客体，是指卫生法律关系主体的权利和义务所指向的对象。我国卫生法律关系的客体包括生命健康权、物、行为、智力成果等。

（1）生命健康权：生命健康是每一个公民正常生活和从事各种活动的前提条件，保障生命健康权是我国卫生立法的根本宗旨，公民的生命健康权是卫生法律关系最高层次的客体。

（2）物：是指能够满足个人和社会对医疗保健需要的、具有一定经济价值和使用价值的物质财富。其包括进行各种医疗服务和卫生管理活动中所需的生产资料和生活资料，如食品、药品、生物制品、血液制品、医疗器械、化妆品等。

（3）行为：是指卫生法律关系主体行使权利和履行义务的活动，如卫生许可、卫生监督、医疗服务等。把应当做出的行为，称为作为；不应当做出的行为，即为不作为。合法行为受法律保护，违法行为要受到法律制裁。

（4）智力成果：是指主体从事智力活动所创造的成果。如各种医学发明创造、论文论著及知识产权新技术等。

3．内容　卫生法律关系的内容，是指卫生法律关系的主体依法享有的权利和应承担的义务，是卫生法律关系的基础。权利和义务相互依存，密不可分。权利的内容需要通过相应的义务表现出来；义务的内容需要相应的权利加以限制。

（1）权利：是指卫生法律关系主体能够做出或者不做出一定行为，以及要求他人相应做出或不做出一定行为的资格。权利的含义：一是在卫生法律规定的范围内，享有权利的卫生法律关系主体有权根据自己的意志进行卫生管理和卫生服务活动；二是在卫生法律规定的范围内，主体有权要求他人做出一定行为，以保证不影响自己的权利实现；三是在卫生法律规定的范围内，由于他人的行为使自己的权利不能实现时，有权请求有关机关给予保护。

（2）义务：是指卫生法律关系主体必须做出或不做出一定行为的责任。义务是由卫生法律规定的，要求义务人必须做出一定行为或禁止做出一些行为，以维护国家利益和保证权利人的权利获得实现。义务是必须履行某种责任，不履行或不正当履行时，权利主体可以请求司法机关或卫生行政部门采取必要的措施或追究法律责任，以保障权利的享有。

（三）卫生法律关系的产生、变更与消失

1．卫生法律关系的产生　是指卫生法律关系主体间的权利义务的确立和形成。

2．卫生法律关系的变更　是指卫生法律关系主体、客体或内容发生了变化。

3．卫生法律关系的消失　是指卫生法律关系主体间的权利义务关系的终止。

卫生法律事实是指卫生法律规范规定的、能够引起卫生法律关系产生、变更和消失的客观事实。依据卫生法律事实是否与当事人的意志有关，卫生法律事实可分为卫生法律事件和卫生法律行为。

二、卫生法律责任

（一）卫生法律责任的概念

卫生法律责任，是指违反卫生法律的行为主体对自己的卫生违法行为所应承担的带有强制性的法律后果。对卫生法律责任的规定是规范卫生法律关系主体行为，确保公民生命健康权益的重要措施。

（二）卫生法律责任的特点

须有法律的明文规定；有专门的认定机关；承担方式必须法定；法律责任不具有连带性；与法律制裁有密切的联系；不同的法律责任有完全相同的制裁方法。

（三）卫生法律责任的种类

根据卫生法律的责任主体违反卫生法律规范的性质和社会危害程度，可分为卫生行政责任、卫生民事责任、卫生刑事责任三种。

考点：卫生法律责任的种类

1. 卫生行政责任　是指卫生法律关系主体违反卫生行政法律规范，但尚未构成犯罪时，所应承担的法律后果，包括行政处罚和行政处分。卫生行政处罚，是指卫生行政机关对违反卫生法律法规的行政相对人所实施的行政制裁，主要有警告、罚款、行政拘留、没收违法所得、没收非法财物、责令停产停业、暂扣或吊销有关许可证。卫生行政处分，是指卫生行政机关或企事业单位依据行政隶属关系，对有违法、违纪或失职行为人员给予的行政制裁。行政处分主要有警告、记过、记大过、降级、撤职和开除。

2. 卫生民事责任　是指卫生法律关系主体因违反卫生法律规范而侵害了公民、法人或其他组织的合法权益所应承担的损害赔偿责任。民事责任的特点：主要是财产责任，具有补偿性；在法律允许的范围内双方可以自愿协商解决，充分体现自愿原则。承担民事责任的方式主要有：停止侵害、排除妨碍、消除危险、返还财产、恢复原状、修理、重做、更换、支付违约金、消除影响、恢复名誉、赔礼道歉等。

3. 卫生刑事责任　是指卫生法律关系主体违反法律规定，实施了侵犯卫生管理秩序及公民生命健康权的犯罪行为所应承担的法律后果。刑事责任是最为严厉的法律责任，只有构成犯罪时才承担刑事责任，承担刑事责任的方式是受到刑罚处罚。

第 3 节　卫生法律法规的渊源及体系

探究卫生法律法规的体系，确定卫生法律法规在我国法律体系中的地位，是卫生法制建设的一项重要任务。我国卫生法学通过对其概念、渊源、原则、法律地位、调整范围等方面研究，从理论上形成共识，提出了卫生法律体系的理论性结构和实用性结构等多种分类方式。

一、卫生法律法规的渊源

卫生法律法规的渊源，是指卫生法律法规由哪些法律规范组成及其表现形式，即卫生法律法规的法源。我国法律法规的渊源采用的是以各种制定法为主的正式的法的渊源，它们有着各自不同的效力等级和适用范围。

考点：我国卫生法律法规的渊源

我国卫生法律法规的渊源主要有：宪法，卫生法律，卫生行政法规，地方性卫生法规、自治条例与单行条例，卫生行政规章，特别行政区有关卫生事务的规范性法律文件，国际卫生条约等。

（一）宪法

宪法是我国根本大法，是其他法律法规的母法和立法依据，是我国卫生法律法规的首要渊源。宪法是由国家最高权力机关全国人民代表大会按照法定程序制定、通过和修改的具有最高法律效力的规范性法律文件。它规定了我国最根本的政治、经济、社会制度，规定了国家的根本任务和国家机关组织与活动原则，规定了公民的基本权利和义务等国家和社会生活中最根本和最主要的问题，其中涵盖了国家实行的医药卫生保障的基本制度和法律赋予公民的基本生命健康权利等内容。

（二）卫生法律

卫生法律，是指由全国人民代表大会及其常务委员会制定通过和修改的卫生方面的规范法律文件，是我国卫生法律法规的主要渊源，其效力仅次于宪法。卫生法律分为两种：一是由全国人民代表大会制定的卫生基本法，是卫生与健康领域的基础性、综合性法律；二是由全国人民代表大会常务委员会制定的卫生基本法以外的卫生法律，如《中华人民共和国药品管理法》《中华人民共和国传染病防治法》《中华人民共和国执业医师法》《中华人民共和国职业病防治法》等。

（三）卫生行政法规

卫生行政法规，是由国家最高行政机关（国务院）根据宪法和法律制定的有关卫生行政方面的具有法律效力的规范性文件，它也是我国卫生法律法规的渊源之一。卫生行政法规分为两种：一是由国务院制定并以国务院的名义直接发布的，如《护士条例》《艾滋病防治条例》《医疗事故处理条例》等；二是由卫生部（现为国家卫生健康委员会）或有关部委提出法规草案，经国务院批准，以部长令的形式发布的，如《学校卫生工作条例》等。

（四）地方性卫生法规、自治条例与单行条例

地方性卫生法规，是指省、自治区、直辖市及省会所在地和经国务院批准的较大市的人民代表大会及其常务委员会，依据宪法、卫生法律和卫生行政法规制定的卫生规范性法律文件，如《山东省人口与计划生育条例》《上海市精神卫生条例》《江苏省职业病防治条例》等。

卫生自治条例与单行条例，是自治区、自治州、自治县的人民代表大会依照宪法、法律规定权限，结合当地的卫生特点制定的，在本自治区有效的规范性文件，如《玉树藏族自治州藏药管理条例》等。

（五）卫生行政规章

卫生行政规章，是指法定卫生行政机关依据法律和国务院的卫生行政法规，制定发布的具有普遍性法律效力的规范性文件，分为部门卫生行政规章和地方卫生行政规章。部门卫生行政规章，是国务院卫生行政部门依据卫生法律法规，在本部门的权限范围内发布或与其他部门联合制定发布的规范性文件，如《传染性非典型肺炎防治管理办法》《精神疾病司法鉴定暂行规定》；地方卫生行政规章，是各省、自治区、直辖市及省、自治区人民政府所在地和经国务院批准的较大的市人民政府，依据卫生法律法规制定的规范性文件，如《青岛市社会急救医疗管理规定》《青岛市生活饮用水卫生监督管理办法》等。

（六）特别行政区有关卫生事务的规范性法律文件

特别行政区是根据我国宪法规定设立的；特别行政区有关卫生事务的规范性法律文件，是我国卫生法律法规必不可少的渊源。

（七）国际卫生条约

国际卫生条约，如《国际卫生条例》等也是我国卫生法律法规的渊源。

二、卫生法律法规的体系

法律体系，是指由一国现行的全部法律法规按照不同法律部门分类组合形成的一个呈体系化的有机联系的统一整体。

法律部门又称部门法，是指依据一定的标准和原则，按照法律规范调整的不同领域的社会关系和采用的不同调整方法所划分的同类法律规范的总和，是法律体系的基本组成要素。我国目前已形成以宪法为核心，由多个法律部门组合形成的社会主义法律体系。

> **知识链接** **我国的法律体系**
>
> 我国的法律体系分为七个法律部门：宪法及宪法相关法、行政法、民商法、经济法、社会法、刑法、诉讼和非诉讼程序法。宪法是规定国家根本制度和根本任务等的法律规范的总称；行政法是调整行政活动的法律规范的总称；民商法是调整民事活动和商事活动的法律规范的总称；经济法是指调整国家在监管和协调经济运行过程中发生的涉及经济关系的法律规范的总称；社会法是指有关社会保险救济、优抚和福利的法律规范的总称；刑法是规定犯罪、刑事责任和刑罚的法律规范的总称；程序法是规定保证权利、义务得以实现或职权、权责得以履行的法律规范的总称。

（一）卫生法律法规体系的概念

卫生法律法规的体系，是以宪法为统帅，卫生基本法为核心，以卫生法律、卫生行政法规、地方卫生行政法规和国际卫生条约为主要内容的科学体系，包括纵向层次结构和横向内容结构。

（二）卫生法律法规体系的结构划分

1. 纵向层次结构 我国卫生法律法规体系的纵向层次结构（图 3-1），根据制定机关、法律形式的不同进行分层，是一个由卫生基本法、若干卫生单行法、数十个卫生行政法规、数百个部门规章及众多的地方性卫生法规、规章构成的塔式结构。

考点： 卫生法律法规体系的结构划分

2. 横向内容结构 我国卫生法律法规体系的横向内容结构（图 3-2），是一个基本覆盖了卫生领域各个方面并与其所规范的各种社会关系保持平衡统一，卫生法律法规体系内容所遵循的共同原则同各项法规协调统一的和谐有机统一体。

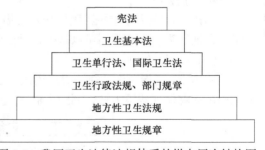

图 3-1 我国卫生法律法规体系的纵向层次结构图

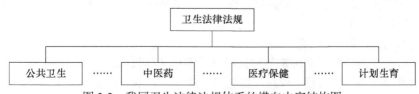

图 3-2 我国卫生法律法规体系的横向内容结构图

第4节　卫生法律法规的作用

考点：卫生法律法规的作用

卫生法律法规的作用，是指卫生法律法规对人们行为和社会生活所发生的影响，即规范作用和社会作用，其中规范作用是手段，社会作用是目的。

一、卫生法律法规的规范作用

卫生法律法规的规范作用，是指卫生法律法规对调整人们的行为所起的作用，体现为引导作用、评价作用、教育作用、预测作用和惩戒作用。

（一）引导作用

引导作用，是指卫生法律法规通过规定权利义务及违法责任来指引人们的行为。引导作用可分为个别引导和规范性引导。

（二）评价作用

评价作用，是指用卫生法律法规作为标尺来衡量、判断人们的卫生行为是否符合规范。卫生法律法规在卫生行为评价活动中的特征：一是公平、公正、客观；二是具有严格的、具体的、明确的可操作性的规范内容。

（三）教育作用

教育作用，是指通过卫生法律法规的实施对人们今后的行为产生直接或间接影响。教育作用主要通过两种方式来发挥：一是加强人们对具体、明确规定的认知，使人们清楚应当如何行为；二是通过卫生法律法规对违法行为者的制裁，对合法行为的肯定，从而达到警示教育和典型示范的目的。

（四）预测作用

预测作用，是指人们根据卫生法律法规的规定可以预计到当事人行为的性质和法律后果，以便实施合理行为。预测作用可以减少行动的随机性、盲目性，有效提升行动效果。

（五）惩戒作用

惩戒作用，是指卫生法律法规运用国家强制力制裁、惩罚违法行为，也称为强制作用。此外，惩戒作用能够体现威慑力量，制约人们的卫生行为，从而起到预防违法犯罪行为发生的作用。

二、卫生法律法规的社会作用

卫生法律法规的社会作用，是指卫生法律法规为实现维护人体生命健康权利等社会目的而发挥的作用。主要体现在促进卫生事业发展、保障公民生命健康权、推动医药卫生科学进步、助力国际卫生交流与合作等方面。

（一）促进卫生事业发展

卫生法律法规将卫生技术和医德等规范提升为卫生法律规范，使卫生事业逐步由行政手段管理转变为法律手段管理，使医疗、预防、保健等活动有法可依，是促进卫生事业健康、有序发展的重要保障。

（二）保障公民生命健康权

卫生法律法规是国家为实现卫生工作目的而制定的行为规范，它规范了医疗、预防和保健行为，规范了医疗机构的设置和管理，保证了人们能及时得到医疗服务和疾病治疗，用法律手段为公民的生命健康权提供了保障。

（三）推动医药卫生科学进步

卫生法律法规的制定，既以医药卫生科学作为前提和基础，又为医药卫生科学进步提供坚强的后盾。同时，现代医药卫生科学也向卫生立法提出了一系列的新课题，如基因工程、器官组织移植等，法律也需要对这些新成果的运用和保护做出明确规定，用法律手段加以调整和维护，从而促进医药卫生科学的发展与创新。

（四）助力国际卫生交流与合作

随着全球经济一体化的发展，国际卫生事务交流与合作更加宽泛、活跃、复杂。为预防传染病在国际传播，增进国际医疗卫生交流，我国陆续颁布了一系列涉外的卫生法律法规。注重与国际条例、公约相协调，对我国相关卫生法律条款进行适当调整，对国际卫生交流与合作起到积极的助力作用。

小　结

卫生法律法规作为法律规范的一种，是卫生与法律法规的有机结合，为国家加强对卫生领域的管理、促进卫生事业健康发展、维护公民生命健康权益提供了重要的法律依据。本章对卫生法律法规概念、特征、调整对象、卫生法律关系、卫生法律责任、卫生法律法规渊源及体系、卫生法律法规的作用等内容进行了阐述。通过章节学习，将引导我们认识和了解我国卫生法律法规体系，以此建立知识框架，为今后的学习打下坚实的基础。

自测题

A₁ 型题

1. 卫生法律关系的构成要素包括（　　　）

A. 权利主体和义务主体

B. 公民的生命健康、行为、物、人身、智力成果

C. 卫生法律关系的当事人

D. 卫生法律事实

E. 卫生法律关系的主体、客体和内容

2. 眼角膜在卫生法律关系的客体中属于（　　　）

A. 生命健康权　　B. 行为

C. 物　　　　　　D. 智力成果

E. 材料

3. 《传染性非典型肺炎防治管理办法》属于（　　　）

A. 卫生法律　　　B. 卫生行政法规

C. 地方性卫生法规

D. 卫生行政规章　E. 地方性卫生规章

4. 下列卫生法律规范文件中，属于卫生法律的是（　　　）

A. 《中华人民共和国执业医师法》

B. 《中华人民共和国药品管理法实施办法》

C. 《医疗机构管理条例》

D. 《医疗事故处理条例》

E. 《护士条例》

5. 以下不属于卫生行政处罚的是（　　　）

A. 行政拘留　　　B. 罚款

C. 责令停产停业　D. 没收非法财物

E. 记过

6. 根据责任主体违反卫生法律规范的性质和社会危害程度，卫生法律责任可分为卫生行政责任、卫生民事责任和（　　　）

A. 卫生行政处罚　B. 卫生行政处分

C. 卫生刑事责任　D. 经济法律责任

E. 违宪法律责任

7. 我国卫生法律法规的渊源主要有（　　　）

A. 宪法

B. 卫生法律

C. 卫生行政法规和规章

D. 地方性卫生法规和自治条例与单行条例

E. 以上全是

8. 卫生法律法规的作用是指卫生法律法规对人们行为和社会生活所发生的影响，即规范作用和（　　　）两个方面

A. 指导作用　　　B. 社会作用

C. 激励作用　　　D. 教育作用

E. 评估作用

9. 卫生法律法规的规范作用体现为（　　　）

A. 引导作用　　　B. 评价作用

C. 教育作用　　　D. 预测作用

E. 以上全是

10. 卫生法律法规的调整对象是（　　　）

A. 生命健康权益保护关系

B. 现代医学与生命科学技术关系

C. 卫生组织关系、卫生服务关系、卫生管理关系

D. 国际卫生关系

E. 以上全是

（王　琦）

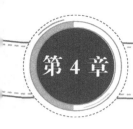

第4章　护理人际关系伦理

人际关系存在于社会生活的各个方面，每个人也总是处于一定的人际关系中。护理人际关系是护理伦理研究的核心内容，学习掌握它有利于提升护士的职业素养，提升医护服务质量，维护患者身心健康，促进护理事业不断向前发展。

第1节　护理人际关系概述

积极和谐的人际关系对护理人际交往至关重要，正确把握好人际关系的协调方法，才能为护理职业实践奠定坚实的基础。

一、护理人际关系的概念

考点：人际关系构成的三要素

（一）人际关系的概念

人际关系，是指在社会实践生活中形成的人与人之间的联系与交往关系，也是人与人之间在心理上的吸引与排斥关系，即情感上的远近亲疏的距离。交往主体、联系媒介和交往方式是人际关系构成的三要素。交往主体是构成人际关系的基础，联系媒介是人际关系构成的桥梁，交往方式是人际关系构成的形式。

知 识 链 接　　　　　　　　　　　　　人际关系的类型

1. 主从型　最普遍、最基本的人际关系类型。社会交往活动中，有人喜欢别人对自己依赖与服从，有人喜欢被动地接受他人支配与领导。

2. 合作型　最理想、最受人推崇的人际关系类型。有共同的目标，互相配合、交流，互相接受、包容、谦让的交往方式。

3. 竞争型　由竞争意识形成的催人奋进的人际关系类型。双方有相近的利益、相似的目标及势均力敌的实力。

4. 无规则型　随心而动、随心而行的无序的人际关系类型。彼此间没有商量也没有计划、没有合作也没有竞争、没有支配也没有顺从。

考点：护理人际关系的组成

（二）护理人际关系的概念

护理人际关系，是指护士在护理职业实践中，与有直接联系的相关人员及社会之间所发生的交往关系，主要包括：护士与患者、护士与护士、护士与其他医务人员及护士与社会之间的关系。

二、护理人际关系伦理的意义

在护理人际关系伦理中，护士与护理对象之间是服务与被服务的关系；护士与护士之间是平等协作的关系；护士和其他医务人员之间是团结互助、互相监督，共同为患者服务的关系；护士与社会之间是护士履行社会义务和承担社会道德责任的关系。

构建文明和谐的新型护理人际关系，使交往双方具有不断密切的心理距离，在行为上配合默契，在行动上步调一致，从而更好地开展护理工作，适应社会生活，是护理人际关系伦理研究的重要意义，也是护士形成健康品格、胜任社会角色、提升人际交往能力和职业素养的必然要求。

第2节 护患关系伦理

护患关系是指护士与护理对象在护理活动中建立起来的人际关系。它建立在护士与护理对象双方交往的基础上，是以护理对象为中心的各种信息交流和双向作用的过程。过程中双方都要遵守护患关系伦理，从而更好地保障患者的身心健康。

案例 4-1

患者甲，男，35岁，运动员，因左膝关节半月板损伤住某医院骨科准备手术，与因外伤致截瘫的乙同住一病室。甲手术比较顺利，同屋的乙出现疖肿并化脓，细菌培养为凝固酶阳性金黄色葡萄球菌。当甲的手术切口拆线时，伤口出现感染，于是甲提出是护士给乙换药后，不洗手即检查他的伤口造成的，并认为这是医疗事故。护士认为手术切口感染是并发症，并非罕见，并且术前医生已向家属做了交代，不属于医疗事故。医务科出面调查调解，并对手术切口感染进行细菌培养，结果也培养出凝固酶阳性金黄色葡萄球菌。医务科答应减免甲的一部分医疗费和给予一次性营养补助，并保证伤口愈合后出院，平息了医疗纠纷。

问题： 1. 护患间为什么会发生纠纷？
2. 为什么医务科要这样处理？

一、护患关系的内容及模式

考点：护患关系的内容组成

护患关系是护理人际关系中最基本、最首要的人际关系，是其他护理人际关系得以产生和发展的前提和基础。护患关系的内容包括护患技术关系和护患非技术关系两个方面。技术关系是非技术关系的基础，是维系护患关系的纽带。

（一）护患技术关系

1. **护患技术关系的内容** 护患技术关系是指双方在实施护理职业活动中的行为关系，即护理过程中护士提供护理技术，患者接受诊疗的护患间的人际关系。

考点：护患技术关系模式的类型

2. **护患技术关系的模式** 1980年，美国教授 Sheri Smith 提出，护患关系的技术关系模式分为三种类型：代理母亲模式、护士-技师模式和约定-临床医师模式。

（1）代理母亲模式：是一种传统的护患关系模式。在这种模式中护士充当像母亲一样的家长式角色，对患者负有最基本的责任，同时基于对患者健康的关心，可以对患者行为进行干涉。在该模式中，护士履行了职责，给患者带来了幸福，但却忽视了患者的主动性，有时会发生护士与患者价值观、自主性的冲突，导致护患关系难以维系。

（2）护士-技师模式：护士站在道德中立的立场充当为患者提供技术帮助的角色，涉及患者利益的判断和决定由患者本人做出。这种模式体现了患者的价值观和自主性，护士只需要熟练应用护理技术为患者提供科学护理，但当患者缺乏足够的医学常识和理智而做出不当的判断和决定时，护士不能给予及时的指导。

（3）约定-临床医师模式：是一种非法律性的关于护患双方责任与利益的约定。约定中，患者被提供特定的护理，护士则有向患者提供相应护理的职责。患者具有控制与自己有关的护理措施的权利，做出有利于本人治疗与健康的决定；护士则向患者提供已被其选定的护理，护士的行为受限于患者的允许和同意。该模式以患者的自我决定为基础，突出了患者的权利，又不否定护士自身的价值，因而被认为是一种能体现护患双方价值的理想模式。

（二）护患非技术关系

非技术关系是指护患之间除护理技术关系外在社会、伦理、心理等方面的关系，如道德关系、价值关系、利益关系、法律关系、文化关系等。它们相互联系、相互作用，共同影响着护理的质量。

1. 道德关系　是非技术关系中最重要的内容。护患双方须按道德原则和规范约束自己的行为，建立一种和谐的道德关系。护士要以患者的利益为重，尊重爱护患者，展现良好的道德情操；患者也要遵守就医道德、尊重护士，共同构建良好的护患关系。

2. 价值关系　是指以护理活动为中介的体现护患双方各自社会价值的关系。护士运用专业技术为患者提供优质服务，使患者康复；患者康复重返岗位，继续为社会做出贡献，护患双方均实现了个人价值和社会价值。

3. 利益关系　是护患双方在相互关系的基础上发生的物质和精神利益的关系。利益关系是双向的，一方面，护士通过技术服务和劳动得到报酬，同时心理上喜悦于解除了患者的病痛；另一方面，患者的利益表现在支付了诊疗费，得到了医护服务，身心康复、重返岗位。护患双方的利益关系是平等互助的人际关系。

4. 法律关系　在护理活动中，护患双方都受到法律的保护和约束，依法享受权利和履行义务。一方面，护士的执业资格必须得到法律的认可，护理违法要追究护士的法律责任；另一方面，患者享有的医疗和护理等各种权利也受到法律的保护。若患者扰乱医护秩序，实施违法行为，也将受到法律的制裁。

5. 文化关系　护患双方在文化修养、民俗习惯等方面存在差异，双方在道德行为表现上也会有所不同，彼此相互尊重尤为重要。从治病救人的职业性质出发，护士优先尊重患者，对建立和谐护患关系尤为重要。

二、护患交往障碍

考点：护患交往的形式

（一）护患交往的形式

护患交往的形式通常分为语言形式和非语言形式。

1. 语言形式的交往　交往过程中，语言是交流信息、沟通思想、表达情感的主要工具，也是展现护理人际关系伦理标准的关键。语言形式交往中护士应注意以下方面。

（1）简洁明确：讲究语言艺术，准确、明晰地用通俗易懂的语言与患者交流，特别是对重症或表达困难的患者、语言习惯不同的患者、老年患者、少儿患者等，表述更应简单明确，避免拖泥带水。

（2）语气礼貌：语气语调要得当，多用肯定句，多用中性词和褒义词，多用商量、安慰和鼓励语气；在倾听患者叙说时，尽量用"好""对""是"等词汇或微笑、点头等表示关注和理解，以此调动语言交往的积极性。

（3）表达贴切：语言表达要谨慎、有分寸，多说善意的、赞许的、谦让的话，不说恶意的、无礼的、强制性的话，以免破坏形象，甚至引起矛盾冲突。

（4）富有情感：交谈时应态度诚恳、语气温和、姿态大方，体现出对患者的同情和关爱。护士进入病房后，应先抛开烦恼，将对患者的爱心、同情心和真诚相助的情感融化在语言中。

（5）强调保护：由于护理职业的特殊性，还应注意使用保护性语言。一是向患者透露病情要适当。通常，护士应如实向患者诉说病情，但患者敏感性及承受能力不同，可视对象不同而分别对待。二是对患者病情的解释和判断要有依据，回答关于疾病的提问要科学。三是护士对患者的隐私要保密，患者不愿陈述的内容也不要追问。

2．非语言形式的交往　交往过程中，护士要注意自己的仪容表情、姿势动作等。护士礼仪训练如图 4-1 所示。

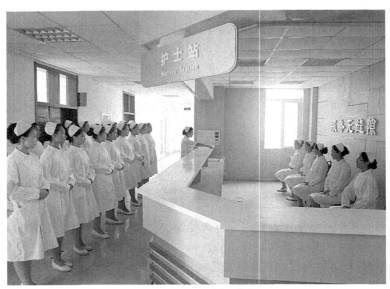

图 4-1　护士礼仪训练

（1）仪容表情亲切：表情和蔼、目光温和、仪表端庄等在护患交往中起着很大的作用，给患者以亲切感、信任感和安全感，用真诚架起护患沟通的桥梁。理解患者因病而致的唠叨和不文明的行为；不嫌弃重症或年长患者，并予以关照和体贴；对患者无意过失做错的事，要问清原因，协助化解等。

（2）姿势动作得当：姿势、动作等是交往过程中的辅助形式，能起到传递信息的作用。注意自己的姿势、手势动作，尽量给患者以积极暗示，稳定其情绪，增强其信心，促进康复。注意与患者保持适当的距离，通常交谈距离在 1m 左右。

（二）护患交往的障碍

护患交往的障碍主要来自于护士和患者两个方面，其中护方因素是影响护患关系的主要方面。

1．护方因素

（1）技术因素：若护士缺乏扎实的专业知识和熟练的操作技能，会给患者造成不必要的痛苦和麻烦，导致护患关系紧张和恶化，患者甚至拒绝护理服务。

（2）非技术因素：通常表现为责任心不强、缺乏同情心、存在不良心态等。例如，服务态度差，对患者生、冷、硬；工作敷衍了事，延误诊疗；对患者的病痛反应麻木；对拟实施的护理措施缺乏说明，甚至恶语伤人；存在权威心理或探索心理，引发患者的不满和对抗情绪。

（3）医院管理因素：医院管理水平落后，科室分布不合理，缺少导医、标识标牌；环境差、设备设施陈旧；收费不合理；护理制度不健全、不科学等，都可能造成患者不舒适、不适应，引发不满情绪。医院的沟通栏文化内饰如图 4-2 所示。

2．患方因素

（1）不了解护患双方权利、义务：有的患者只强调护士的义务，而不能很好地履行自己的义务。如不遵守就医规则，对护士提出不合理要求，遭拒后出口伤人或无理取闹；不配合诊疗、护理工作，导致治疗效果不佳或隐患，并武断认定是护士的水平问题等。

考点：引起护患交往障碍的因素

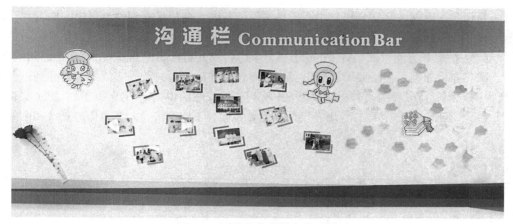

图 4-2 医院的沟通栏文化内饰

（2）对医疗护理期望值过高：有的患者对护理效果期望值过高；对诊疗、护理过程中不可避免的不良反应不理解；对虽经精心救治护理，但预后不好的危重或疑难病例不能正视，甚至无端指责等。

（3）动机不良：如有意将矛盾转向医院，借所谓的医疗纠纷聚众闹事、诋毁医院声誉、扰乱正常医护秩序等。

三、患者的权利和义务

护士尊重患者的权利并督促患者履行相应的义务，是提供优质护理服务的一个重要方面。护患双方都应按照一定的道德原则和规范来约束、调整自身的行为，尊重彼此的权利和履行各自的义务。

（一）患者的权利

患者最根本的权利是生命健康权，在此基础上派生出相关权利，主要包括：平等享受医疗的权利、获得全部实情的权利、个人隐私和个人尊严获得保护的权利、参与决定有关个人健康治疗的权利、获得住院时及出院后完整医疗的权利、医疗服务的选择权、医疗服务的监督权、免除一定社会责任和义务的权利、获得赔偿的权利、请求回避权等。

（二）患者的义务

患者在享受正当权利的同时，也应承担应尽的义务，即对自身的健康负责，对他人和社会负责。主要包括：积极配合医疗和护理、自觉遵守医院规章制度、自觉维护医院秩序、保持和恢复健康等。

四、护患关系的护理伦理

（一）护患关系的调适原则

护患关系的调适原则是消除护患交往障碍，构建和谐护患关系所须遵循的基本原则。

1. 平等待人原则　平等待人是建立良好护患关系的前提。护士应对任何患者都做到一视同仁，真正践行尊重患者人格、维护患者权利的职业道德规范；患者也应平等对待所有护士，对护士的态度较差，无疑会伤害部分护士的自尊。护患双方都要注意平等相待，构建宽松愉快、文明和谐的人际关系。

2. 互利合作原则　互利合作是协调护患关系的基础。在护患互利的过程中，患者关注护士的职业道德是否高尚、技术是否精湛；护士关注患者的疾病情况、是否积极接受治疗、与护士配合的程度等。护患双方通过默契有效的合作，力争达到双方满意的护理效果，实现护患间的互利。

3. 诚实守信原则　护士要切记言出必行，不轻易许诺患者，若答应就要努力办到，办不到一定要说明原因；与患者沟通时不能敷衍，不能为暂时安慰而说出不切实际的话；护士要正确评价护理效果，不掩饰问题；同样，患者反馈信息要真实，不能有谎言。努力构建真诚和谐的护患关系。

知识链接　　　　　　　　　南丁格尔誓言

　　余谨以至诚，于上帝及会众面前宣誓：
　　终身纯洁，忠贞职守；
　　勿为有损之事，勿取服或故用有害之药；
　　尽力提高护理之标准，慎守病人家务及秘密；
　　竭诚协助医生之诊治，务谋病者之福利。
　　谨誓。

考点：护患关系的护理伦理规范

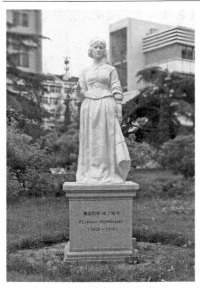

图4-3　南丁格尔雕像

（二）护患关系的护理伦理规范

1. 爱岗敬业、认真负责　白衣天使是护理工作者的代名词，应弘扬南丁格尔精神（图4-3），热爱护理事业和岗位工作，树立崇高理想和职业的自豪感，不断进取，更新完善专业知识，用娴熟的技能和热情周到的服务赢得患者的尊重和信赖。严格遵守各项规章制度和操作规程，对工作高度负责，使各项护理措施及时、准确、安全和有效。

2. 平等待人、尊重患者　尊重和平等对待患者的生命价值、人格和权利。即使面对严重后遗症患者，也应鼓励其战胜困难，实现其人生价值。不分患者的地位、贫富、病情，都要尊重患者人格，以诚相待，平等施护。尊重患者的各种权利，并成为患者权利的忠实维护者。

3. 精神饱满、仪态大方　举止端庄、精神饱满、亲切自然、大方得体，会给患者一种愉快的感觉。站时挺胸收腹、坐时落座无声、离座谨慎，行姿轻盈，以体现文化修养、尊重与善意。遇危急抢救时，沉稳镇定、短促快步，给人以安全感和依赖感。用一颗善良的心，同情、关心、体贴患者，给危重患者信心和力量。

4. 用语贴切、保护隐私　对患者的爱心、同情心很大程度上是通过语言表达的。护士的语言要文明、规范，富有感染力。对初次入院的患者，要热情接待、耐心解释，稳控患者情绪，增强其治疗的信心。用亲切的安慰性语言，消除患者顾虑，使其感到温暖。护士对患者的生理缺陷、隐私及疾病的不良预后等，要用保护性语言。

5. 充实知识、精湛技能　随着现代护理学的发展，一名合格的护士必须扎实掌握专业及相关知识，练就娴熟的操作技能，积累丰富的临床经验。掌握相关疾病及药物的特点、禁忌、疗程及其发展变化趋势；掌握医疗仪器的操作常规及防止交叉感染的手段等。加强业务学习和护理学研究探索，使护理技术精益求精。

6. 理解家属，耐心讲解 护理工作离不开患者家属的配合，所以护士应理解患者家属并做好其思想工作，以尊重和同情的态度对待他们。对于患者家属提出的要求，凡是合理的、能够做到的，应虚心接受并予以满足；要求合理但条件限制难以做到的，应做好解释工作；对不合理的要求不可急躁或置之不理，而应耐心讲解，以平等的态度交换意见。

第3节 护士与医务人员之间关系的伦理

护士与医务人员之间的关系，是医护实践中多种人际关系的复合体，研究该关系的伦理特点和规律，有助于协调同行间的人际关系，加强医院内部管理，提高医护质量。

一、医务人员合作关系的内容及模式

（一）医务人员合作伦理概述

随着现代医护技术的不断发展，医院已成为高度专业化、专门化的医护技术组织系统，各专业科室及其医务人员必须密切配合、协调合作，才能优质完成诊疗护理任务。医务人员合作伦理，是指以医务人员共同认定的行为准则来完成工作上的合作任务。

1. 医务人员合作伦理基础 互相尊重、以诚相待，是医务人员合作的伦理基础。互相尊重，是指医务人员间相互尊重对方的身份、人格、自主判断及专业的角色，相互学习，共同提高，特别是在患者面前，切忌同行间相互拆台、贬低。以诚相待，是指医务人员间信守承诺、以诚相待。如同行取得成绩，要虚心学习、诚挚祝福；当同行遇到困难或出现差错，应热情帮助、及时协助纠正等。

2. 医务人员合作伦理原则 医务人员建立良好合作人际关系的原则，可分为普通原则和工作原则两个方面。普通原则：主要包括尊重他人的隐私权及立场；交谈时学会倾听和注视；不讲闲话和保密事宜；谦虚谨慎不傲慢；收到帮助、赞扬要回报；要有强烈的责任感和担当等。工作原则：主要包括接受合理的工作量，公私分明；良好合作使用共同工作设施；乐于助人；尝试努力合作；不向上级说对方的坏话；学会请求帮助和指导；不议论他人是非和私生活等。

（二）医务人员合作关系的内容及模式

1. 医务人员合作关系的内容 自信坦诚、信赖对方、相互支持和协助、保持友善、学会欣赏、合力达成目标、重视创新、加强沟通交流、和平相处等。

2. 医务人员合作关系的模式 平等、互敬、协作。

（1）平等：是指人与人处于同等地位，享有同等权利。医务人员虽然有分工的不同，但是在人格和工作性质上，没有贵贱高低之分，都是平等的同志式关系，都应平等相待。

（2）互敬：是指彼此谦让，互相尊重，它是建立在平等基础上的。医务人员彼此要尊重对方的人格，不排斥取笑他人，不议论他人的隐私、缺陷，尊重他人的劳动和意见，谦虚好学、戒骄戒躁。同时要坚持科学真理和医德原则，互相监督、提示改正。

（3）协作：是指互信支持、团结协作。现代的医务人员协作是在分工越来越细基础上的复杂协作，诊疗护理一系列工作需要医务人员之间互相信任、互相支持、团结协作，才能顺利完成。

考点：医务人员合作关系的模式

二、护士之间的合作伦理

（一）资深护士与资浅护士合作伦理

1．指导帮助，尊重理解　资深护士要指导帮助资浅护士掌握正确的护理方法和技巧，做好护理实践传、帮、带工作，但须尊重对方的人格自主判断；资浅护士更要尊重资深护士，能够主动、诚恳、虚心地向资深护士求教，尊重理解资深护士工作的艰辛，共同提高。

2．团结协作，关心互助　护士之间应互帮互爱、团结协作。资深护士要严于律己、以身作则，多用情、少用权，用感动、关爱来影响带动资浅护士；资浅护士更要关心、照顾资深护士，力所能及地主动承担，以形成和谐向上的护理人际关系，使护理团队更具有凝聚力。

（二）同一专长护士间的合作伦理

1．真诚相待，包容担当　同专长的护士彼此之间最了解，需要互相尊重、互相鼓励、以诚相待，不骄傲自满，不鄙视他人；虚心学习，用心求教；善意指出对方存在的不足，不可无端责难；学会欣赏、学会包容，避免嫉妒；维护彼此的威信，切忌在患者面前议论对方的不足及差错；不回避，不推卸责任，勇于担当。护士合作学习如图 4-4 所示。

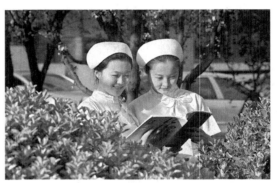

图 4-4　护士合作学习

2．互相关心，全力合作　为了患者健康的共同目标，同专长护士应互相关心、全力合作。遇突发事件，如对危重患者抢救时，以患者利益为最高原则，主动配合，积极参与救治工作；若发现必需的护理措施有疏漏时，不论是否自己所辖任务，必须立即采取补救措施，互相补台。

（三）不同专长护士间的合作伦理

为提高护理品质，为患者健康需要提供更好的服务，护理团队合作还包括不同医学专长的护士的团结协作。不同专长的护士的合作关系主要体现在提供咨询、支持、协助和教学等方面。

1．谦虚谨慎、维护威信　不同专长护士间请求协助，要有真诚和谦虚的态度。双方在同一问题上可能有不同的见解，但绝不可在患者及其家属面前互相抱怨、指责，甚至发生争执。

2．分清主次、落实职责　不同专长的护士所担负的职责是不同的，且主次不可混淆。如照护患者的护士承担护理患者的工作责任，被咨询的护士只提供建议。

3．诚恳坦率、心怀感谢　被咨询的护士在评估患者后，应尽快给予建议答复；咨询护士要热情主动向被咨询护士表达谢意。

（四）与相处不和谐护士的合作伦理

护理工作是相互合作及连续性的照护，可能会碰到相处不融洽的工作伙伴，为杜绝产生不和谐的人际关系，实际工作中应注意以下方面：

1. 公平相处、常思益处 以患者康复为中心任务，尽量公平地与对方相处，不敌视、不逃避；获得对方帮助、赞赏时，及时予以回馈。

2. 互相尊重、正面沟通 不能无视对方的存在，要加强沟通，谈话时眼睛注视对方表示尊重；正面诚恳沟通，不背后诋毁名誉。

3. 不查隐私、不播谣言 尊重对方的隐私权，不查探对方的隐私用以攻击对方；不与对方谈论保密事宜，不传播未经证实的信息。

三、护士与其他医务人员的合作伦理

案例 4-2

手术室小张护士当班外科开腹手术，手术难度高，患者出血多，缝合伤口时，医生不断用纱布止血。第三次清点手术物品时小张护士发现少了一块纱布，巡回护士过来一起清点，确实少了一块，此时医生正准备敷贴伤口。小张护士立即向医生说明情况，大家找遍手术台及周边，没有任何发现。医生认为在关腹时已清点无误，没必要再找了。小张护士认定纱布没有离开过手术台，是在缝合筋膜前后止血过程中不见的，可能还在患者伤口里。在小张护士的一再坚持下，医生和小张再次洗手、铺单，打开伤口缝合部位，在伤口一角找到了已挤压成小球的纱布。医生为小张护士认真负责的精神点赞，小张护士感到如释重负。

问题： 护士与医生应怎样进行合作？

（一）护士与医生合作的伦理

根据现代护理工作在临床工作中的地位和作用，医护关系的基本模式为并列-互补型。该模式为双方地位完全平等，只有分工不同而没有权威与非权威之分的医护关系。医疗和护理是两个并列的要素，贯穿于治疗疾病的整个过程，在诊治疾病中发挥同等重要的作用，两者缺一不可。医生的主要职责是做出正确的诊断和采取恰当的治疗。护士的主要职责是能动地执行医嘱并做好患者的身心护理工作。双方既保持各自的独立性、自主性，又通过交流信息、相互协作达到互补。护士与医生合作的伦理主要有以下方面：

考点：医护关系的基本模式

1. 平等尊重 护士和医生分工不同，但目标一致，地位是平等的，双方应互相尊重。护士直接且长时间接触患者机会多，病情变化观察比较全面，医生应重视护士提供的病情信息，体会护理工作的重要性，尊重支持护士的工作，护士更应尊重医生的劳动，维护医生的威信。

2. 团结协作 医生根据患者病情提出诊断和治疗方案，以医嘱形式表达出来，护士据此能动地完成对患者的治疗与护理。医生和护士团结协作、步调一致，真正做到在心理、态度、技术等方面并列、互补。

3. 监督制约 为维护患者的利益，防止差错和事故的发生，在诊疗、护理过程中，双方均有责任互相提醒和监督。双方要虚心接受对方的帮助和督促，对彼此出现的问题要及时提醒，不能遮掩、隐瞒、责难。

（二）护士与医技人员合作的伦理

1. 诚恳尊重 护技之间应相互尊重、多体谅、少埋怨。遇到问题，护士及医技人员先要从自身工作中查找漏洞，及时通报情况，分析、协调、解决好问题。

2. 通力合作 护士与医技人员联系紧密、接触频繁，如送检样本、核对结果、领取药品等，都需医技科室密切配合。护士必须了解医技科室的工作特点和规律，主动沟通、密切协作，医技科室也必须为诊疗、护理提供及时准确的依据。双方团结协作，为救治患者共同服务。

（三）护士与行政、后勤人员合作的伦理

医院行政人员参与医院的运行管理，要树立为临床医护一线服务的思想，要支持、帮助护士做好工作，维护护士的正当、合法权益，努力配齐配强一线人员，组织培训，升级医疗护理条件等。后勤方面，为临床医护一线提供物资、设备、设施等方面的保障，美化医院环境，服务医院就餐和安保等，是医院正常运转不可缺少的环节。

护士要尊重行政管理和后勤工作人员，既要如实反映临床一线的需要，请行政管理人员解决实际问题，又要树立全局观念，理解行政管理人员的艰辛，支持他们的合理决策；充分认识后勤工作在医疗、护理工作中的重要地位，爱惜他们的劳动成果，共同为患者服务。

第4节　护士与社会公共关系的伦理

随着时代的发展、科技的进步和人们对健康品质需求的提升，综合性大医院、现代化的专科医院、社区医疗保健中心、民营医院、诊所、体检中心等各级医疗卫生机构及家庭病床等对护理专业人员的需求不断加大，护理工作与社会公共利益的关系也更加密切，特别是社区护理的蓬勃发展，成为护理社会化的标志之一。因此，护士与社会公共关系的伦理也需要探讨和加强。

一、护士的社会地位和社会责任

（一）护士的社会地位和工作角色

19 世纪中叶，南丁格尔始创科学的护理专业以来，护理学在深度和广度上得到了全面的发展，护士的社会地位和专业形象都得到了提高和改变，护士作为一个受过护理教育、具备专业知识的独立的实践者，被赋予了多元化角色，"南丁格尔精神"也成为护士精神的代名词。护理工作既要面向患者，又要面向社会各种类型及各种健康状况的人群，它关系着人们的健康和家庭的幸福，因此，护士享有"白衣天使"的美誉。

卫生部 1993 年制定的《中华人民共和国护士管理办法》对护士的社会地位进行了规定：护士的执业权利受法律保护，护士的劳动受全社会的尊重；国家发展护理事业，促进护理学科的发展，加强护士队伍建设，重视和发挥护士在医疗、预防、保健和康复工作中的作用。国务院 2008 年颁布的《护士条例》规定：护士人格尊严、人身安全不受侵犯；护士依法履行职责，受法律保护；全社会应当尊重护士。护士的工作角色包含以下方面：

1. 执行者、计划者、管理者和研究者　执行者角色体现在，护士在患者不能自行满足其基本需要时，提供各种护理照顾，如摄取食物、维持呼吸、预防和控制感染、给予药物及进行心理疏导、健康教育等。计划者角色体现在，护士运用专业知识和技能，收集护理对象的生理、心理、社会状况资料，评估护理对象的健康状况，找出其健康问题，并制订系统全面的、切实可行的护理计划。管理者角色体现在，护士对日常护理工作进行合理的组织、协调与控制，合理利用卫生资源，提高工作效率，使护理对象得到优质服务。研究者角色体现在，积极开展护理学研究工作，深化业务理论，探索前沿技术，指导改进护理工作，提高护理质量，促进专业发展。

2. 健康教育者、协调者、咨询者和权益维护者　健康教育者角色体现在，护士对护理对象进行健康教育，以期改善其健康态度和健康行为，达到预防疾病、促进健康的目的。同时还要教导、帮助实习生、新护士，助其发展护理技能。协调者角色体现在，护士协调好与有关医务人员及机构的相互关系，维持一个有效的沟通网，以使诊断、治疗、救助与有关的卫生保健工作得以互相协调、配合，以保证护理对象获得匹配的医护照顾。咨询者角色体现在，护士通过解答问题、

提供信息，给予情绪支持、健康指导等，解除护理对象对疾病和与健康有关问题的疑惑，促其了解健康状况，以积极有效的方法去应对和解决问题。权益维护者角色体现在，护士应采取适当行动来保护患者的健康权益。

（二）护士的社会责任

考点：护士的职责

国务院颁布的《护士条例》规定，护士的职责是保护生命、减轻痛苦、增进健康。其内涵包括以下方面：

1. 尊重人的生命、权利和尊严　护士护理患者是没有任何偏见的行为，所给予的尊重都是一样的，所给予的服务都是为了保护生命、减轻痛苦、增进健康。护士在做每一份健康照护计划时，都要了解患者在道德和法律上的权利，充分考虑到对方的需要和尊严，使每位患者身心舒适愉快。护士宣誓如图 4-5 所示。

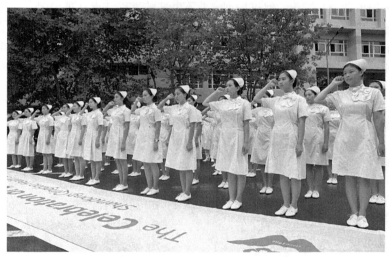

图 4-5　护士宣誓

2. 向个人、家庭及社区提供健康服务　①提供卫生宣教。通过宣教使人们了解社区常见病的防治、传染病的防范、家庭急救与护理、家庭饮食卫生与营养等常识。②提供预防保健服务。要对社区内的单位和居民进行劳动卫生和心理卫生教育，提供消毒、隔离服务，开展计划免疫和疾病监测工作。③开展包括计划生育在内的妇幼保健活动。对妊娠期、围产期的科学知识进行普及，做好计划生育技术指导工作，开展婴幼儿保健活动。④治病防残。应对常见病、轻度创伤患者提供基本药物，给予有效的治疗护理处置。对于危重的患者做好初步抢救并及时将患者转入医院，防止发生并发症、留下后遗症或终身伤残。

二、护士与社会公共关系处理的伦理

1. 面向社会、周到服务　护士向个人、家庭及社区提供的健康服务，是维护居民健康的第一道防线，它以居民群众为对象，以居民充分参与合作为基础。护士面向社会积极进行卫生科普和预防疾病的宣传教育，做好疾病的社会调查，满腔热情地提供服务，为增进社会群体健康而贡献自己的力量。

2. 坚持原则、严谨认真　坚持维护社会整体利益的原则，以严谨认真的态度开展工作，恪守操作规程，遵守各项规章制度。如对危重患者及时做好转诊工作；暴发疫情时处理要及时、果断；卫生保健宣传要科学且生动活泼，注意实效等。

3. 脚踏实地、全力以赴 社区卫生护理以预防为主，产生效益的周期长，要脚踏实地做好本职工作，积极提供热情服务。对于救护紧急任务，全力以赴施救和护理，竭尽全力减少不必要的伤亡，严格履行护士的社会责任。

4. 钻研业务、精益求精 社区卫生护理、保健的特点之一是综合性服务，护士只有具备多学科知识的理论和技能，才能做好工作。因此，服务于社区保健的护士，应拓宽知识面，刻苦钻研业务，对技术精益求精。

小　结

护理人际关系是护理伦理研究的核心内容，学习掌握它有利于提升护士的职业素养，提升医护服务质量，维护患者身心健康，促进护理事业不断向前发展。本章对护理人际关系概况、护患关系伦理、护士与医务人员之间关系伦理及护士与社会公共关系伦理等方面进行了阐述。通过章节学习，有助于增进我们在护理人际关系伦理方面的知识水平，掌握护理人际沟通的技巧，为今后的学习和应用打下坚实的基础。

自测题

A₁型题

1. 护理人际关系包括（　　　）

A. 护患关系

B. 护医关系

C. 护士之间的关系

D. 护士与其他医务人员的关系

E. 以上全是

2. 护医关系应该是一种（　　　）

A. 主从关系

B. 各自独立关系

C. 指挥与助手关系

D. 并列-互补关系

E. 服务与被服务关系

3. 医护关系的基本模式为（　　　）

A. 并列-互补型

B. 代理母亲模式

C. 护士-医生模式

D. 竞争-合作模式

E. 交流-帮助型

4. 1980年美国教授 Sheri Smith 提出，护患技术关系的模式包括代理母亲模式、护士-技师模式和（　　　）

A. 代理父亲模式

B. 护士-医生模式

C. 约定-临床医师模式

D. 并列-互补模式

E. 竞争-合作模式

5. 护患非技术关系包括（　　　）

A. 道德关系　　　B. 利益关系

C. 价值关系　　　D. 法律关系

E. 以上全是

6. 人际关系构成的三要素包括交往主体、（　　　）和交往方式。

A. 交往客体　　　B. 联系媒介

C. 沟通方式　　　D. 联系途径

E. 交往途径

7. 根据双方地位，人际关系可分为（　　　）

A. 主从型　　　　B. 合作型

C. 竞争型　　　　D. 无规则型

E. 以上全是

8. 护患关系的内容包括护患技术关系和（　　　）

A. 护患合作关系　B. 护患非技术关系

C. 护患互助关系　D. 护患利益关系

E. 护患友好关系

9. 护患交往形式通常分为语言形式和

（　　）

　　A. 指导形式　　B. 非语言形式

　　C. 技术形式　　D. 合作形式

　　E. 沟通形式

10.《护士条例》规定，护士的职责是保

护生命、（　　）和增进健康。

　　A. 指导患者　　B. 减轻痛苦

　　C. 增强信心　　D. 治疗患者

　　E. 鼓励患者

（王　琦）

第5章　临床护理伦理

第1节　整体护理、基础护理和心理护理伦理

在护理实践中，整体护理、基础护理及心理护理都是常规护理工作的重要组成部分。护士的伦理认识及道德水平直接影响着临床基础护理的质量，关系到患者就医舒适、健康恢复甚至生命安危。

一、整体护理伦理

整体护理是一种以现代护理理论为指导，以护理程序为框架的现代护理工作模式，对护士提出了全方位的素质要求。探讨整体护理的伦理问题，有助于完善整体护理，发展护理科学。

（一）整体护理的概念、特点及伦理意义

1. 整体护理的概念　整体护理是以患者为中心，以现代护理观为指导，以护理程序为框架和核心，将护理临床业务和护理管理的各个环节系统化的一种护理工作模式。

2. 整体护理的特点

（1）整体性：整体护理以人的整体为核心，以护理程序为框架，以现代护理理论为基础。护士工作思维方式不再是被动地执行医嘱、机械地完成护理任务，而是围绕护理程序，把护理伦理、职责、评价、人员的组织结构、标准、护理计划和教育等各个环节有机地结合起来。

（2）全面性：整体护理工作自始至终贯穿于人的整个生命过程中，所以护士必须对患者全面负责。此外，整体护理的实施还需要各类辅助系统的支持，如技术支持系统（物品、药物等运送系统，信息的传递系统等），结构支持系统（人员的组织管理、医院的环境、设备、条件等）。

（3）专业性：整体护理的实施有很强的专业性，护士要对各种疾病制订完善的护理计划。护士要以人为本，重视调动患者及其家属的自我保护意识，加强健康教育。

3. 整体护理的伦理意义

（1）促进我国护理学科发展：整体护理是我国护理事业发展的必然趋势，促进护理学科从"以疾病为中心"阶段向"以患者为中心"阶段的转变，初步形成相对独立的学科体系。

（2）使患者得到全方位照护：整体护理强调护理的整体性，要求护士无论做哪项工作，都要为患者着想，不仅为患者提供身心护理，还要通过各种健康教育为患者服务，以促进患者早日康复。

（3）提升护士的职业使命感：整体护理要求护士树立正确的人生观和价值观，要求护士不断增强自身的职业修养，对待患者态度和蔼、服务热情，以提升自己的职业使命感。

（4）提高护士的工作主动性：整体护理的实施，要求护士独立地解决患者面临的健康问题。因此，护士需要发挥自己的聪明才智，积极思考问题，提高工作的主动性，为患者提供最佳的护理服务。

（二）整体护理的伦理规范

1. 自觉履职，承担责任　自觉履行护理职责是整体护理取得成效的关键，如对患者的入院评估、准确做出护理诊断、制订合适的护理计划并实施、对患者进行健康教育等，都需要护士自觉地承担责任。高度自觉是护士做好整体护理工作的首要道德条件。

2. 积极主动，善于思考　整体护理的业务范围有了进一步的明确，专业也更走向独立。例如，护理评估时，采集患者信息后，要结合评估对象的年龄和文化程度等，进行独立综合思考，提出问题、制订计划、组织实施，这都需要护士的细心分析和独立思考。

3. 爱岗敬业，专业水准　护士要勤学苦练护理基本功，学习和了解新技术项目，具有应急能力和配合抢救的能力。在掌握护理专业知识和技能的基础上，不断提高个人修养，保持乐观向上的良好心态，树立干一行爱一行的职业精神。

4. 护患和谐，患者参与　了解患者的社会支持情况，尽可能减少不利因素对患者的干扰，培养患者的坚强意志和乐观主义精神。鼓励患者参与自我护理计划的制订和实施，激发患者战胜疾病的信心和勇气。

考点：整体护理的伦理规范

二、基础护理伦理

基础护理是护理工作的重要组成部分，它以护理学的基本理论和基本技能为基础。基础护理不仅需要护理人员具备相关理论知识和技能，而且还需要每位护士具备耐心、细心和同情心。

（一）基础护理的概念、特点及伦理意义

1. 基础护理的概念　基础护理是以护理学的基本理论和技能为基础，结合人的生理和心理需求，为患者提供生活照护及基本护理措施。

2. 基础护理的特点

（1）时序性：基础护理工作大多都是每天例行的常规工作，但时间上都有明确的规定，有明显的时序性。如晨晚间护理、医嘱的执行、输液、发药等。

（2）连续性：由于基础护理工作的特殊性，需要 24 小时连续进行，岗位不离人。护士通过连续的观察，对患者实施个性化的护理措施，并向医师提供各种临床信息，以便及时给予患者抢救或各种处理措施。

（3）服务性：基础护理工作范围广泛，繁杂又具体，既要进行一般性的技术护理操作，又要做好患者的心理护理和生活护理，同时对病房设施的使用维护进行管理，服务性很强，需要护士具有无私的奉献精神，才能照护好患者，使其身心舒适。

（4）协调性：基础护理承担着为患者的诊疗工作提供技术协作、工作协调和物资供应的任务，如医疗器械、敷料的领取和消毒，与医生的技术操作配合，医嘱的落实等。护士要承担起协调的责任，相互配合，使护理工作保质保量地完成。

（5）科学性：基础护理工作有很强的科学性，各项工作都有科学的理论依据。患者由于病因、疾病本身和个体差异，会表现出不同的生理和心理变化，这就要求护士科学运用所学的理论和知识，为患者制订合理的护理计划，满足患者的生理、心理需求，保证其生命安全。

3．基础护理的伦理意义

（1）展示护理人员崇高的道德责任感：做好基础护理工作，可以保障护理质量，体现对患者生命权利和价值的尊重，更能体现科室、医院甚至整个医疗行业为患者服务的能力。

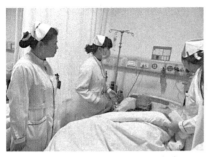

图5-1　护士病房床头交接班

（2）体现护理人员真诚的职业信念：基础护理工作具体又繁杂，要求护士不怕脏、不怕累，甘于奉献。做好基础护理还需要护士具有良好的沟通协调能力，如护士病房床头交接班（图5-1），有广博的知识和精湛的护理技能，无不倾注着护士对患者的关爱，对职业的真诚和信念。

（二）基础护理的伦理规范

1．**热爱专业，甘于奉献**　护士要提高对基础护理意义的认识，认识到这是极有价值的科学性劳动，不妄自菲薄、患得患失，应承担起神圣的使命，以高度的责任感做好每一件细微小事，减轻患者痛苦，提高舒适度。

2．**严谨负责，坚守岗位**　基础护理是否到位，直接关系到患者的生命安全和健康，护士必须把患者的安全放到第一位，周密审慎地对待每项工作。做好"三查十对"、"五不执行"，防微杜渐，预防差错事故的发生。护士要始终坚守岗位，不能擅离职守，按时交接班、不迟到早退，遵守工作纪律。

考点：基础护理的伦理规范

3．**细心观察，技术熟练**　护士在为患者进行基础护理的同时需要按时巡视、细心观察。例如，在为患者排空引流袋中尿液时，可观察尿液的性状、量和气味等。护理是一项技术操作性很强的工作，护士操作的熟练程度，直接影响到护理质量、患者的舒适感及满意度。

4．**团结协作，互相尊重**　护理专业的特殊性，决定在日常工作中，与其他护士、医生和医院其他部门都有或多或少的联系，必须善于团结和协调这些工作关系，协调一致地为患者服务。

知 识 链 接　　　　　　　　　　　　查 对 制 度

临床查对制度，要严格执行"三查十对"、"五不执行"。

三查：操作前查、操作中查、操作后查。

十对：对床号、姓名、性别、年龄、药名、计量、浓度、时间、用法、有效期。

五不执行：口头医嘱（除抢救及特殊情况）；医嘱不全；医嘱不清；用药时间、剂量不准；自备药无医嘱。

三、心理护理伦理

护理人员掌握心理学的理论知识和实用技术，并遵守心理护理的伦理规范，对开展科学有效的心理护理，满足患者的心理需求，实现整体护理有着重要的意义。

（一）心理护理的概念、特点及伦理意义

1．**心理护理的概念**　是指在护理过程中，通过护士的言语、行为、态度、表情和姿态等，改变患者的心理状态和行为，使之有利于疾病好转和健康恢复的一种护理方法。在治疗和护理中实施有效的心理护理，使患者配合治疗，安心住院，有利于疾病的治疗和康复。

2. 心理护理的特点

（1）心理护理的程序性：心理护理按照护理程序进行，包括收集资料、确定心理护理诊断、制订护理计划、具体执行、效果评价五个环节，上述环节是连续动态的过程，直至患者心理问题解决和需要得到满足。

（2）患者心理需要的多样性：心理护理总的特点是全面满足患者的心理需要。患者心理需要的内容是多样的，主要有以下几个方面：①患者希望被认识、被尊重。②患者希望得到关心和理解。③患者希望得到与其健康有关的更多信息，如疾病的诊断、治疗的信息等。④患者希望享有轻松的气氛。

3. 心理护理的伦理意义

（1）有利于避免不良情绪的刺激，增强战胜疾病的信心。护理人员实施正确的心理护理，可以消除不良情绪对患者的影响。通过心理护理，患者情绪稳定，积极面对疾病，配合治疗和护理，有助于疾病的康复。

（2）有利于建立良好的人际关系。患病期间，患者的社会角色发生改变，可能会出现角色适应不良。护理人员应给予理解，帮助患者建立良好的人际关系，提供心理支持，创造有利于治疗和护理的最佳心理状态。

（3）有利于促进心身疾病的治疗。心身疾病的发生、发展和转归受心理因素影响较大，护理人员实施正确的心理护理，有利于防止心身疾病发生、发展，促进康复。

（二）心理护理的伦理规范

1. 高度同情，对症护理　护士应以高度的同情心，真诚对待每一位患者，促进患者角色的转化，针对某个患者的具体心理问题开展多样的心理护理活动，帮助患者解决心理问题，以最佳的心理状态促进疾病的康复。

2. 高度负责，满足需求　高度的责任心是做好心理护理的关键，而患者心理需求是否满足对疾病的诊治和康复至关重要。因而，护士要全面、准确地了解患者的心理特点，满足患者对护理的心理需要，帮助患者战胜疾病、恢复健康。

3. 以诚相待，赢得信任　真诚相待、相互信任是进行心理护理的基础和前提。患者信任护士，把困扰自己的心理问题，包括隐私和秘密，都倾诉出来。因此，护士应该为患者保守隐私和秘密，赢得患者的信任。但是，在护士发现患者有伤害自己或他人的意图时，也可以转告其家人或他人，以对患者及他人的安全负责。

4. 忠于事业，热爱护理　护理事业是平凡而伟大的事业，护士应该热爱自己的本职工作，把自己的身心奉献给护理事业，一心扑在工作上，刻苦钻研护理科学。

考点：心理护理的伦理规范

第 2 节　门诊、急诊及危重症患者护理伦理

一、门诊护理伦理

门诊是医院工作的重要组成部分，是医院和患者接触最早、人数最多的场所，是患者诊治疾病的第一站，也是体现医院服务质量和诊治水平的第一窗口。门诊护理工作涉及多个方面，门诊护士不仅要为患者提供优质服务，还必须严格遵守伦理规范。

（一）门诊护理的工作内容

1. 预检分诊　患者先通过预检分诊，后挂号就诊。负责预检的护士需具备丰富的临床经验，

工作热情，能对患者的病情做出初步判断，给予正确的分诊，并指导挂号。

2. 引导候诊和就诊　患者挂号后，到就诊的科室候诊，护士应做好相应的引导和护理工作。

3. 健康教育　通过口头、图片、视频等多种形式对患者及其家属进行健康教育，对患者及其家属提出的问题，护士应耐心解答。

4. 消毒隔离　门诊患者多、流量大，初诊的传染病患者和带菌者不易识别，易发生医院内交叉感染。因此，护士应认真做好消毒隔离工作。

（二）门诊护理的工作特点

1. 组织管理任务重　门诊是各类患者比较集中、人员流动量大的场所。护士要善于组织，既要做好分诊、巡诊等工作，又要指导好患者去检验、取药等。相对于病房而言，门诊患者的护理管理任务繁重。

2. 预防医院内交叉感染难度大　门诊人员密集、流动性大，初诊的传染病患者和带菌者不易识别，加之有年老体弱、婴幼儿和抵抗力低下的患者。因此，门诊护士做好预防医院内交叉感染难度大。

3. 服务环节多，医患纠纷多　门诊患者的需求复杂，服务环节多，从护士为患者预检分诊到引导患者挂号、候诊、就诊等，任何一个环节服务不到位，都很容易产生医患矛盾，甚至出现医患纠纷。

（三）门诊护理中的伦理规范

1. 热情服务，高度负责　门诊护士是患者就诊时接触的第一位医护人员，护士服务态度的好坏直接影响患者对医院服务的印象。因此，护士在工作中应该主动热情、耐心细致，根据患者病情做好预检分诊工作，对需要进一步检查和治疗的患者，要做好引导和协助工作。

2. 作风严谨，技术精湛　在"以患者为中心"的整体护理理念指导下，门诊护士必须工作严谨，实事求是，坚持一切治疗护理的准确性、科学性，以保证患者生命安全。由于门诊护理对象是病种病情不同的患者，这就要求门诊护士还应具备扎实的医学和护理学理论知识及熟练的护理操作技能，有针对性地进行护理。

3. 美化环境，健康宣教　优美舒适的环境，可以缓解患者诊治时的焦虑，提高诊治效果。而整洁的环境还可降低医院内交叉感染率。此外，门诊是对候诊患者及其家属进行健康教育的重要场所，护士应做好健康宣教工作，帮助患者配合治疗，提高其自我保健意识。

二、急诊护理伦理

急诊室是抢救急危重患者的重要场所，急诊护士应把握急诊护理工作特点，除具备良好的心理素质、精湛的技术外，还要有高尚的护理道德。

（一）急诊护理的工作内容

1. 预检分诊　急诊护士根据患者病情确定就诊科室，并护送患者到相应的诊室。

2. 抢救工作　急诊护士必须具备丰富的急救知识和经验，熟练掌握各种抢救物品的使用，积极配合医生的救治，正确执行医嘱，密切观察患者病情的变化。

（二）急诊护理的工作特点

1. 病情危急，时间性强　急诊患者病情急、变化快，如不在第一时间内进行救治，很有可能危及生命。急诊护士必须在最短的时间内，协助医生开展工作。

2. 病情复杂，综合性强　急诊患者病情复杂，涉及多个器官、系统、学科，需要不同专业的医护人员协同抢救。因此，急诊护士必须具备良好的鉴别能力和协调能力，准确分诊，配合医生进行救治。

3. 易传染性　患者急诊入院，未必有时间做好各项化验检查，是否有传染性也无法预测。急诊护士是最早接触患者的医护人员，应采取一定的预防措施，避免传染。

4. 涉及违法事件多　急诊患者多因打架斗殴、交通意外、自杀等就诊，常涉及违法事件。急诊护士在救治患者时，要遵守医疗法规，履行法律义务，避免护患冲突发生。

（三）急诊护理中的伦理规范

1. 坚持救死扶伤观念，争分夺秒　在急诊中"时间就是生命"，急诊护士应竭尽全力缩短从接诊到抢救的时间，积极配合医生进行抢救。通常情况下，患者和家属能够配合救治，但如果遇到患者或家属拒绝救治的情况，患者的生命健康权、知情同意权和医务人员的紧急救治职责便出现了冲突，形成了决策困境。在这种情况下，急诊护士应牢记"人的生命是第一位的"，无论患者是怎样的情况，都要当机立断，以抢救生命为第一任务。

2. 提高自身职业道德修养　急诊患者病情危急，患者往往出现焦虑、急躁的情绪，前来就诊希望得到医务人员及时、平等的救治。急诊护士应理解患者的心情，严格地以护理道德准则要求自己，满足患者的合理需求，公平公正地运用医疗资源对其进行救治。

三、危重症患者的护理伦理

（一）危重症患者的护理特点

1. 护理难度大　危重症患者病情重，往往神志不清，生活不能自理，病情需要 24 小时监测观察，医护人员要随时投入抢救，同时患者及亲属心理问题较多，也需要安慰、指导和心理疏导等。

2. 护理水平要求高　危重症患者病情复杂，要求护理人员业务素质全面，有丰富的临床护理和抢救经验，以及较高的职业道德修养，始终把患者的利益放在首位，全力配合医生救治患者。

3. 护理伦理决策难　抢救危重症患者时，会遇到一系列的伦理难题。护理人员应根据患者的权益、家庭的承受能力、生命利益最大化的原则，帮助患者做出决定，配合医生提出正确的护理决策。

（二）危重症患者的护理伦理规范

1. 果断与审慎　面对危重症患者瞬息万变的病情，护士要头脑冷静、正确判断、胆大心细、当机立断配合医生采取应急措施。

2. 机警与严谨　护士必须小心谨慎、一丝不苟，细致观察，严阵以待，及时发现患者出现的危险征兆，快速抢救。

3. 理解与任怨　危重症患者及其家属心理负担重，易对医护人员无端指责，护士应给予谅解，耐心说服，不使矛盾激化；同时应热情、主动、任劳任怨地做好护理工作，以赢得患者及其家属理解与信任。

考点：危重症患者的护理伦理规范

知识链接

ICU 的含义

ICU 是英文 intensive care unit 的缩写，意为重症加强护理病房，专门收治危重症患者，是一种集现代化医疗护理技术为一体的医疗组织管理形式。ICU 有过硬的医疗护理队伍，配备齐全的医疗设备，可对患者进行集中治疗和护理，以最大限度地提高其生存概率。

第3节　手术护理伦理

案例 5-2

　　患者郭某，男，52 岁，在工作中被火焰烧伤，烧伤面积达 85%，属于特大面积烧伤。面颈部、双上肢、部分躯干和下肢被深度烧伤，造成了全身多处严重的瘢痕形成。眼睑外翻，无法完全闭合；鼻翼缺损；唇周挛缩，张口困难；颈部瘢痕挛缩，无法做头部的仰伸动作；双手严重烧伤，形成了典型的爪形手。烧伤不仅给患者带来了巨大的精神压力和身体痛苦，也给他的生活和社交造成了严重障碍。
问题： 从护理伦理学的角度分析医务人员应该怎样帮助郭某？

一、普通手术护理伦理

（一）普通手术的护理特点

1. 严格性　手术治疗是一种创伤性治疗手段，具有高风险性及失误的不可逆性，为确保患者安全，护士必须自觉并严格遵守各项规章制度。

2. 主动性　手术治疗需要护士有强烈的主动性和时间观念，特别是急危重症患者，是否抓紧时间主动积极地进行抢救，是确保手术成功的关键。

3. 衔接性　手术护理分术前、术中、术后等几个阶段，每个阶段都有不同的要求和职责，护士在每个阶段的交接过程中，都要履职尽责，做好核查、交接工作，确保患者在手术治疗期间护理的连续性和完整性。

4. 协作性　手术护理的协作性体现在手术治疗的整个过程中，特别在手术中，护士要与手术医生、麻醉师及其他工程技术人员通力合作，默契配合，才能保证手术的顺利完成。

（二）普通手术护理伦理规范

1. 手术前的护理伦理规范

（1）调节心理，消除顾虑：患者在确定手术后，情绪是焦虑不安和恐惧的，护士要主动地关心患者，讲解手术治疗的大体程序，解除疑虑，并协调好其与医生、麻醉师的关系，使患者以稳定乐观的情绪迎接手术。

（2）良好环境，周密准备：手术前护士要为患者创造安静、安全、整洁、舒适的待术环境，保证患者良好的休息。认真做好术前准备，包括肠道、皮肤准备、术前用药、物品准备，做好护理记录等。

（3）细心观察，知情同意：护士要做好术前的病情观察，及时向医师报告患者的病情和生理变化，并执行医嘱，做好协调工作。护士要选择适当的方式和场合，将手术风险、手术方式及手术治疗的程序和患者需要注意的事项，向患者进行讲解。这个过程，是手术顺利进行的基础，也是手术成功的必要条件。

2. 手术中的护理伦理规范

（1）环境安全，尊重患者：安静、安全的手术环境是做好手术的前提条件。护士要加强手术室管理，禁止无关人员进入，手术室内保持清洁，温湿度要符合要求，保证患者舒适等。手术过程中，说话要轻，不谈论与手术无关话题，保持手术室内安静、严肃。护士要关心体贴患者，主动与患者交流、严格按手术要求暴露手术部位，注意保暖，注意保护患者隐私，使患者能以良好的情绪配合手术，平稳地度过手术。

（2）细致顽强，操作熟练：手术治疗是非常精巧、细致的工作，特别是复杂大手术，手术持续时间长，需要护士要有极大的耐心和毅力，始终保持清晰的头脑进行各种操作。

（3）团结协作，理解家属：手术过程中，护士要随时做好与手术医师、麻醉师、器械护士和巡回护士间的协作配合，一切从患者的利益出发，互相尊重、互相理解、互相支持。另一方面，护士还要及时向等候的患者家属通报手术进展情况和需要商讨的问题，耐心回答他们的问题，以解除家属的忧虑和不安。

3．手术后的护理伦理规范

（1）严密观察，防范意外：护士在手术患者回到病房前应做好术后护理准备，如铺好床单、准备好必要的器械及药品等。患者回到病房后，护士要安置患者合适的卧位，妥善固定各种导管，迅速了解患者手术经过及术中用药、输血情况，严密监测患者的生命体征，仔细观察伤口情况。应特别注意患者有无呼吸道梗阻或窒息，有无伤口渗血等。

（2）减轻痛苦，促进康复：手术后患者由于伤口疼痛和饮食体位的限制，会感到比较痛苦，甚至产生焦虑、忧郁等心理问题。因此，护士应加强巡视，及时进行疼痛评估，做好疼痛护理；鼓励患者积极参与自我康复护理，关心、体贴患者，促进患者早日康复。

二、整形外科手术护理伦理

（一）整形外科手术护理特点

1．心理护理要求高，护患沟通作用大　进行整形手术的患者，因为先天或后天缺陷，均有不同程度的心理问题，表现为悲观、敏感、多疑，情绪波动强烈。他们强烈期望通过手术成为或接近正常人，又担心手术的痛苦，甚至害怕手术失败。所以要求护士必须熟练掌握心理学知识并能灵活运用，以便做好护患沟通，消除患者顾虑，尊重患者，保护其隐私。

2．护理工作内容广，需要审美意识强　整形手术病种复杂，所涉及的解剖部位遍及全身，并与其他学科交叉，紧密联系。要求护士要有多学科基础知识和技能，并能熟练进行操作和实施。另外，对有功能障碍的患者，生活护理也非常的重要，应该耐心、细致做好。整形手术是一种医学美的艺术，除遵循一般的手术要求外，还需要遵循美学的规律及观点，要求护士具有美学方面的修养，以指导患者对自身做出合理的手术预期，提高其对整形手术的满意度。

（二）整形外科手术护理伦理规范

1．调节心理，尊重患者　整形手术患者以青年、儿童居多，他们因为外貌的异常或不同的功能障碍而心理失衡，总有一种悲愤心理，孤僻却又有极强的自尊心，对周围人的言行十分敏感。因此，要求护士及时了解受术者的心理问题和需求，做好个性化的沟通计划，有的放矢地进行心理护理。护士要有同理心，理解患者的心情，同情患者的苦楚，尊重患者，积极做好疏导工作，配合医生，尽力满足患者对自身美感的追求。

2．关心患者，减轻疼痛　整形手术，常常要做皮瓣移植，会有供瓣区和受瓣区两处创面，痛感明显；或有肢体的强制体位，患者感觉极不舒适。护士要关心患者，理解患者的痛苦，做好疼痛管理；为患者提供优质生活照护；保证患者有个安静、舒适的修养环境，早日康复。

3．吃苦耐劳，钻研进取　整形手术治疗领域广泛，病种复杂，要求精细，护理工作任务繁重。术前、术后都有不同的护理要求，工作辛苦、琐碎，要求护士要有甘于奉献、吃苦耐劳的精神，耐心细致地做好对患者的照护。随着专业技术的发展，整形手术将遇到很多的新课题，这就需要护士扩大知识面，积极学习新业务、新技术，提升自身审美修养，为需要整形的患者解除身心痛苦，更好地服务于患者，使患者满意。

第4节　特殊患者护理伦理

一、妇产科患者的护理伦理

（一）妇产科患者的护理特点

1. 护理对象特殊，技术要求高　妇产科服务对象特殊，既有生病妇女、孕妇、产妇，又有胎儿和新生儿，常常涉及两代人的生命、健康，关系到家庭幸福和民族的兴旺。因此，患者和家属对护理人员的技术要求越来越高，希望得到科学的护理，以早日康复。

2. 护理难度大，责任重　妇产科具有患者住院时间短、床位周转快的特点，患者由于内分泌变化的影响，加之疾病、妊娠、手术等，常出现复杂的心理变化，这些都增加了护理难度。此外，妇产科工作不但要为患病妇女治疗，还涉及保护妇女权益、优生优育、人流堕胎等方面，影响子孙后代，关系到家庭、社会乃至整个国家、民族的利益，因此，妇产科护士的责任异常重大。

（二）妇产科患者的护理伦理规范

1. 尊重妇女，勿露隐私　妇产科患者普遍存在害羞、恐惧等心理状态，护士要主动关心、体贴患者，对患者进行操作时，态度要严肃，行为要端庄，不得随意开玩笑，且应尊重患者的人格。此外，妇产科很多护理操作涉及患者的隐私，如妇科检查暴露患者身体隐私部位等。妇产科护士应严格遵守职业道德规范，保护患者的隐私，不得向他人（包括患者丈夫）随便泄漏。

2. 不怕脏、不怕累　妇产科护理任务重，护理时间多不规律，特别是因产妇分娩时间无定准，护士常常不能准时就餐和休息，加之常与羊水、粪便、恶露等接触。因此，一名合格的妇产科护士应具备不怕脏、不怕累的精神。

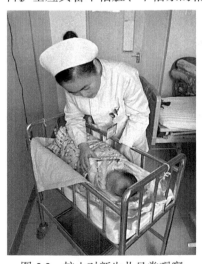

图 5-2　护士对新生儿日常观察

3. 高度负责，细致工作　妇产科护理的优劣，直接关系到母、婴两代人的生命安危。任何疏忽大意，都会给母婴、家庭或社会带来不良影响。因此，妇产科护士应牢记自己肩负着同时守护两个生命的神圣职责，以高度负责的精神对待每一位患者，在工作中要严谨细致，及时了解待产妇病情的变化，严格掌握助产和剖宫产的指征，及时给医生反馈信息，确保母婴的安全。护士对新生儿日常观察（图 5-2）也要细致入微。此外，患有妇科疾病的未婚患者，护理行为应谨慎选择，护理操作更应严谨细致。

4. 敏捷果断、敢担风险　妇产科患者急诊多，孕产妇病情变化急剧，如过期妊娠胎心不稳、分娩时突发羊水栓塞等，这些都需要医护人员果断地采取措施，快速地进行处理和抢救。如果怕担风险而拖延，将会造成不可挽回的后果。

二、儿科患者的护理伦理

儿科是临床工作中出现护理纠纷最多的科室之一。儿科护士应了解儿科患者的护理特点，遵守护理伦理规范，避免护理纠纷的出现。

（一）儿科患者护理的特点

1. 护患关系特殊、复杂　儿科患者是指新生儿到 14 岁的儿童，就诊时常常不配合甚至拒绝治疗，所以护患关系比较特殊。儿科病房的护患关系是医护人员、患儿及患儿父母三方的关系。患儿父母常因救子心切，对护士百般指责，提出过高要求，导致护患关系恶化。

2. 病情急、变化快　患儿正处于生长发育阶段，抵抗力弱，易感染疾病，并且病情急、发展快。儿科护士应密切观察患儿病情变化，积极采取措施促进患儿的康复。

3. 护理工作难度大　患儿年龄小，语言表达能力差，不能完全表达自己的病情和需求，同时缺乏正常的自我保护能力，易发生坠床、意外、自伤等，给护理工作增加了难度，提出了更高的要求。

（二）儿科患者的护理伦理规范

1. 尊重家长，关爱患儿　儿科护士应尊重家长，充分理解家长，学会换位思考，多站在家长的角度去考虑问题。对患儿态度和蔼、说话温柔，以慈爱之心了解他们的生活习惯和性格爱好，逐渐建立亲密友好的护患关系，使患儿适应环境，积极配合治疗和护理，争取早日康复。

2. 工作严谨，技术精湛　儿科患者发病急、变化快，又不善于表达自身变化。因此，要求儿科护士应严密观察患儿病情变化，谨守慎独精神，尽职尽责。同时，在护理患儿的过程中，儿科护士还应具备良好的心理素质、扎实的理论知识和精湛的操作技术。

三、老年患者的护理伦理

我国已进入老龄化社会，人口老龄化带来的慢性疾病和医疗保健问题已成为我国社会发展的重要挑战。做好老年患者的护理服务，满足老年人的心理需求，是护理人员义不容辞的责任。

（一）老年患者的护理特点

1. 护理任务重　老年人由于细胞、组织、器官的自然衰退，生理功能逐渐减退，躯体的适应力和免疫力日趋降低，发病率高，并发症多，病后恢复缓慢，常留有各种后遗症。加之老年患者可能会有感官失灵、行走不便，因生活自理能力差而要求多、顾虑多。这些因素使得老年患者护理范围大，护理病种多，护理工作任务繁重。

2. 护理难度大　老年人由于生理、心理诸方面都处于衰退阶段，如听力下降、记忆力差、体温调节中枢功能降低等，从而造成症状和体征不典型，加之老年人骨质疏松、行动迟缓、心理偏激、不合作等，致使老年患者护理难度加大。

3. 心理护理要求高　老年人患病后来院就诊或住院治疗，常出现精神过度紧张、忧郁、焦虑、惊恐不安等心理变化，加之身体虚弱、五官失灵、行动不便，心理上常处于痛苦不堪的状态。以上都对老年人心理护理提出了更高的要求。

（二）老年患者的护理伦理规范

1. 尊重患者，充分理解　老年患者入院后，焦虑、抑郁、自卑心理比较明显，突出的心理需求是被重视、受尊重。因此，护士对老年患者要充分理解，做好基础护理和心理护理，对老年患者的称呼要有尊敬之意，言谈举止要考虑老年人的感受，耐心地与之沟通。

2. 严格履职，悉心照料　护士要遵守道德规范，爱岗敬业，严格规范各种护理操作，悉心照料老年患者，如帮助老人定时定量服药等，使老年患者感受到家庭般的温暖，增强战胜疾病的信心。

四、精神科患者的护理伦理

（一）精神科护理工作特点

1. 服务对象特殊性　精神科患者是指由于各种内外致病因素所致的大脑功能紊乱，临床表现为精神活动异常的人。这类患者大多缺乏自知力和自控力，其思维、情感、行为常有悖于一般的社会道德和法律要求。

2. 工作内容特殊性　精神科护理工作由于其服务对象的特殊性，使得护理工作的内容与其他普通科室护理工作大不相同。护理工作的重点是安全护理、基础护理和用药护理等。此外，精神科护理风险也比普通科室的护理风险要大得多，精神科护士更容易受到来自于患者、工作环境、自身压力等方面的威胁。

（二）精神科患者的护理伦理规范

1. 尊重患者的人格与权利　是精神科护士应当遵循的首要的伦理规范。无论患者的行为表现如何，在疾病面前，人人平等，其人格仍应受到尊重和保护。护士应对精神科患者一视同仁，以礼相待，给予同情与关怀。

2. 恪守慎独　精神科患者受疾病的影响，缺乏主诉，自我保护意识差，因而几乎无能力保护自己和监督护士。所以，精神科护士要恪守慎独，无论有无监督，无论患者有无意识，都要一丝不苟地按护理程序自觉、主动、准确地完成护理任务，给患者创造一个安全可靠的诊疗环境。

3. 严禁泄露患者的隐私　精神科患者的病情复杂，可能与个人经历、家庭教养、婚姻状况等因素的影响有关，病史可能涉及患者的隐私，因此，精神科护士应在尊重患者人格的基础上，严格遵守职业道德规范，绝不能向任何无关人员泄露病情隐私。

五、传染科患者的护理伦理

传染病患者具有传染性、心理问题多等特点，由此引起的社会问题较多，这给传染病患者的护理工作提出了特殊的职业道德要求。

（一）传染病患者护理的特点

1. 心理护理任务重　传染病患者病情特殊，除了疾病给自身带来的痛苦外，还可以传染给他人，甚至造成暴发流行，社会危害性大。因此，患者会出现复杂的心理问题，对其进行心理护理的任务重。

2. 消毒隔离制度严格　传染科是各种类型传染性疾病集中的场所。每位传染病患者都是一个传染源。传染科护士如果忽视消毒隔离制度，很容易发生交叉感染，甚至引起传染病的暴发流行。所以，严格执行消毒隔离制度，防止传染病扩散是传染病患者护理的重要内容。

3. 素质要求高　传染病具有传染性、流行性、暴发性的特点，尤其是急性传染病，来势凶，发展快，如果不能早发现、早治疗、早隔离，患者病情会发展恶化，同时，疫情可能会蔓延。因此，对护士的职业素质提出更高要求，要求护士不但应熟练掌握相关传染病的理论知识，还应具有高尚无私的职业道德。

（二）传染科患者的护理伦理规范

1. 爱岗敬业，勇于奉献　护士应热爱本职工作，具有奉献精神。在对传染病患者进行护理时，严格遵守各项规章制度，不畏惧被传染，把救治患者生命放在第一位。

2. 尊重患者的权利，正确认识患者的隐私权　《中华人民共和国传染病防治法》的颁布实施，使传染病的防治有章可循、有法可依，护士应熟悉各项条款，依法规范自己的医疗行为。关于患者的隐私权，《中华人民共和国传染病防治法》第十二条指出"疾病预防控制机构、医疗机构不得泄露涉及个人隐私的有关信息、资料"。

3. 预防为主，为社会负责　预防为主是我国卫生事业改革和发展的指导方针。由于传染病具有传染性和流行性等特点，对社会危害性大。因此，发现疫情的医疗机构必须遵循疫情报告属地管理原则，按照有关规定的内容、程序、方式和时限报告，并采取积极的预防措施。护士要特别注重与患者及其家属的交流，不失时机地对患者及其家属乃至社会开展传染病卫生保健教育，这既是对患者个体的负责，也是对家庭、对社会的负责。

六、烧伤患者的护理伦理

（一）烧伤患者的护理特点

1. 护理的专业性强　烧伤的初期处置和护理措施，因烧伤部位、原因、分期的不同存在很大的差异，如普通化学性烧伤首先需要大量流动水长时间冲洗，而电烧伤患者则无须冲洗。休克期补液更能体现专业性，如根据患者体重、烧伤面积、烧伤深度计算 8 小时、24 小时甚至 48 小时输液量，根据血压、心率、尿液性状和量调节输液速度，遵循先糖后盐、先晶后胶、先快后慢、见尿补钾的原则等。

2. 病情观察要细致　根据不同病情，有重点地做好病情观察，从细微处观察，掌握第一手资料，才能在病情变化时快速反应，保证患者安全。如休克期主要观察神志、尿量及颜色、血压、脉搏等。

3. 基础护理任务重　重度烧伤患者的长时间监护，大量而连续的输液、输血，气管切开患者的气道护理，深静脉置管患者的静脉导管护理，患者的饮食、排泄、变换体位等这些生活护理都极度依赖于护士，所以需要护士有吃苦耐劳的奉献精神，对患者细致入微、耐心照护，提高其舒适度，促进早日康复。

4. 心理护理需求高　烧伤患者多为意外突发事件，瞬间改变了患者日常生活状态，多次手术的痛苦、高额的治疗费用及容貌、外表的改变，给患者带来了很大的思想负担和心理压力。因此，护士要有同理心，同情并理解患者，采用多种方式做好心理护理。

（二）烧伤患者的护理伦理规范

1. 审慎果断，专业护理　烧伤科护理专业性强，患者入院时，病情危急、变化快。护士要牢记自己的使命，运用专业知识和技能，思路清晰、动作敏捷，有条不紊地做好护理措施，配合医师做好抢救工作，为了患者的生命安全，争分夺秒。

2. 密切观察，精心护理　烧伤患者因烧伤部位、原因、分期的不同，观察重点和方向存在很大差异，要求护士首先要用专业知识确定患者的观察重点和方向，再细致入微地观察和记录。病情变化时及时报告医师并进行处置，避免不可逆的损伤给患者带来更大的痛苦。

3. 吃苦耐劳，同情帮助　烧伤患者的护理琐碎、繁杂，重度烧伤患者可能几分钟就要观察一次心率和尿量，急性渗出期的创面敷料几小时就要更换一次，要输入大量的液体和血液补充血容量，这些都要同时完成，劳动量很大，需要好的体力和吃苦耐劳的奉献精神。患者突然受伤，身体疼痛、经济压力、容貌的改变、未来的工作和生活可能发生的变化，使其承受着很大的心理压力，护士要理解和同情患者，做好心理护理，陪伴他们度过艰难的时刻。

第5节 临终护理和尸体料理的护理伦理

一、临终关怀护理伦理

（一）临终关怀的概念及特点

1. 临终关怀的概念 又称临终护理，是指医护人员对无治愈希望的患者及其家属所实施的一种积极的、整体的医疗和护理照顾，以帮助临终患者平静、安宁地度过人生的最后阶段，同时对其家属提供生理、心理、社会等方面的卫生保健服务。

2. 临终关怀的特点

（1）临终关怀的主要对象是临终患者，特别是晚期癌症患者或患有类似疾病、身心正遭受痛苦折磨的患者。同时面向对患者家属、亲友的关心和帮助。

（2）临终关怀不以治疗疾病为目的，而是以缓解症状、心理支持和全面照护为主，提高临终患者的生命质量，维护其生命的尊严和价值。

（3）临终关怀以医护人员为主导，其他人群如社会志愿者、亲友、宗教人士等都可参与。护理的场所可以在医院，也可以在社区或家庭。

（二）临终关怀的伦理意义

1. 临终关怀有利于人道主义的升华 临终关怀使患者在关爱和舒适的环境中有尊严地离开人世，同时患者家属也得到心灵慰藉和关怀，社会各个阶层爱心力量的参与，都体现了人道主义精神的升华。

2. 临终关怀体现了生命神圣、质量和价值的统一 临终关怀的开展改变了人们对死亡的恐惧和排斥，使患者坦然面对死亡，正视临终。当人的生命处于临终状态时仍得到关心和照护，同时，在舒适、有尊严的环境中度过临终阶段，使生命质量得到保证和提升，这些变化体现了生命神圣、质量和价值的统一。

3. 临终关怀展示了人类文明，推动了社会进步 临终关怀体现了社会各阶层对患者及其家属的照护和爱心，充分展现了大爱和真诚，标志着人类文明的进步。临终关怀倡导的关爱思想，使社会上越来越多的个人和团体关注和参与这项事业，这势必会推动社会的进步。

（三）临终关怀的护理伦理

1. 尊重临终患者的尊严与权利 临终患者作为独立的个体，在进入昏迷状态之前，仍有思维、意识、情感，仍有作为人的尊严和权利。护士应注意维护他们的价值和尊严，在临终护理时允许患者保留原有的生活方式，尽量满足其合理的需求，保护患者的隐私。尊重患者对医疗、护理措施提出自己的见解，对于临终患者获悉病情真相的权利，护士在告知方式上要因人而异。

2. 理解临终患者的心理行为 患者处于临终状态，面临即将到来的死亡，大多表现出恐惧、悲观、绝望，有时甚至做出一些令人难以理解的行为。护士要理解临终患者的心理变化，采取各种灵活多样的方法，尽最大努力帮助患者解除心理上的痛苦，让他们在生命的最后阶段仍能享受高质量的护理。

3. 关心并支持临终患者家属 患者的临终过程也是患者家属遭遇的心理应激过程，也会表现为莫大的痛苦。因此，护士应给予理解和同情，多与家属沟通，提供心理支持，尽可能地减轻家属的精神痛苦。

（四）死亡与安乐死的伦理问题

死亡是生命的终点。医护人员要维护人类身心健康，提高生存质量，就必须关注死亡，提高人类死亡质量。如何正视死亡，怎样开展死亡教育，是医学界和伦理学界面临的重要问题。

1. 死亡标准的演变及其伦理意义

（1）死亡标准的演变：传统的死亡标准是指心肺死亡标准，即一个人的脉搏、呼吸和血压的停止或消失。这个观点延续了几千年，随着医学技术的发展，器官移植手术的成功，打破了传统的死亡标准。1968 年，美国哈佛大学医学院死亡特别委员会提出了"脑死亡"的定义和标准。定义死亡为"脑功能不可逆的昏迷"或"脑死亡"，其诊断标准是：①不可逆的深度昏迷；②没有自主的肌肉运动和呼吸；③各种反射消失；④脑电波平直。以上四条标准在 24 小时内反复测试，结果无变化，且排除体温低于 32.2℃或刚服用过大量巴比妥类等中枢神经系统抑制药，即可判定为死亡。

（2）现代死亡标准的伦理意义

1）有利于科学地判定死亡。脑死亡是不可逆的，它最终必定导致呼吸和心跳的停止，整个生命系统不可逆转地走向衰竭。

2）有利于合理利用有限的医疗卫生资源。维持一个毫无意义和价值的生命个体是对有限医疗卫生资源的一种浪费，应该放弃抢救和维持，把有限的医疗卫生资源应用到有抢救价值的患者身上。

3）有利于器官移植。按照脑死亡标准对供体做出死亡诊断，就能及时为移植提供高质量器官，提高器官移植的成功率。

4）有利于道德和法律责任的确定。脑死亡标准的确立，使人们对死亡有了更全面的认识，更有利于亲属接受亲人死亡的事实，避免法律和伦理问题的出现。

考点：现代死亡标准的伦理意义

2. 安乐死及其伦理争论

（1）安乐死的含义："安乐死"一词来源于希腊文，原意为"快乐的死"或"尊严的死"。安乐死有两层含义：一是无痛苦的死亡，安然地去世；二是无痛苦致死术，即为结束不治之症患者的痛苦而采取的措施。

（2）安乐死的伦理争论：安乐死是否道德，争论旷日持久。一种观点赞成安乐死，认为：①体现尊重自主原则。人有生的权利，也有死的权利。安乐死是个人选择死亡方式的权利，死亡已不可避免，活着只是痛苦，与其遭受痛苦，不如选择死亡，这是他们人生最后的一个愿望。尊重他们的选择是人道的，是符合医学伦理的。②避免医疗卫生资源浪费。在不可逆转的危重患者身上消耗大量的人力、物力与财力，结果只是获得了死亡时间的延后。实施安乐死，可以减轻患者亲属的精神和经济负担，也可以节约有限的医疗卫生资源。把有限的医疗卫生资源用于其他有康复希望的患者身上则更为人道，更合情合理。③体现了人类的尊严和文明。人的尊严贯穿于人的一生，以安乐的心境度过生命的最后时光，充分感受人生的美好，是人类文明和社会进步的体现。另一种观点反对安乐死，认为：①违背救死扶伤的精神。救死扶伤、实行人道主义是医务人员的天职。医学一直以不惜一切代价挽救生命和延长患者生命作为自己最崇高的追求和最神圣的职责，任何情况下医生都不能促使患者死亡。②阻碍医学科学的进步。随着医学的进步，许多"不可逆转""不可救治"的疾病都可进入"可逆转""可救治"的范围。实施安乐死，在一定程度上阻碍医务人员探索不治之症的根源，从而阻碍医学科学的发展。

二、尸体料理伦理

（一）尸体料理及伦理意义

1. 尸体料理的概念　尸体料理是护士在患者死后对死者尸体进行的一项护理。其目的是保持尸体清洁无味、面部安详、肢体舒展、易于辨认等。

2．尸体料理的伦理意义

（1）对死者人生的负责和尊重：尸体料理是一个人一生中接受的最后一项护理。人死后，虽然其生物学特性消失了，但其社会学特性仍在。他们为社会创造了价值，奉献了一生，理应受到尊重。

（2）对死者家属的安慰和对社会的尊重：家属失去了亲人，内心十分痛苦，护士进行尸体护理是对家属极大的安慰。另外，死者虽已离开人世，但其音容笑貌在家属、同事的心里犹在，对社会的影响力还在。护士做好尸体护理工作会产生良好的社会影响，是对社会的尊重。

（二）尸体料理的伦理规范

1．尊重死者，严肃认真　医生明确宣布患者死亡后，护士方能进行尸体料理。在尸体料理的整个过程中，护士始终保持对死者的尊重，严格按照操作规程进行护理，认真细致、一丝不苟地完成工作。

2．安抚家属，解释劝慰　死者离开人世，无疑对家属造成沉重打击。对于家属的悲伤，护士应理解和同情，多做劝慰和安抚工作，为家属提供宣泄的场所，鼓励家属宣泄，以帮助家属尽快从伤痛中解脱出来。

3．妥善处理好遗嘱、遗物　护士应妥善处理好死者的遗嘱、遗物。对死者留下的遗嘱，护士应及时转交家属或死者单位，并尊重隐私。对于死者的遗物，应由两名护士认真清点，做好记录，并及时转交家属。

4．对他人、社会负责　尸体料理不仅对死者负责，还应对他人和社会负责。如果患者在病房内死亡，为了避免对他人产生不良刺激，应尽快将患者转移到单人病房或抢救室。若条件不允许，应放置屏风挡住其他患者的视线，减少刺激。对于传染病患者的死亡，尸体料理应严格按照隔离消毒进行，防止传染。

小　结

本章通过对临床各科护理伦理的阐述，讲述了各科及特殊患者护理工作的特点，归纳了这些科室和特殊患者的护理伦理规范，有针对性地解决了护士在护理工作中遇到的相关伦理难题。

自　测　题

A_1型题

1．基础护理是护理工作的重要组成部分，对护理人员提出了较高的道德要求。以下与护理人员基础护理伦理规范不符的是（　　）

A．技术熟练　　B．甘于奉献

C．尽力创收　　D．严谨负责

E．互尊互助

2．由于心理护理的艰巨性，心理护理对护理人员的道德要求也较高。以下与心理护理的伦理规范不符的是（　　）

A．高度同情　　B．加强沟通

C．体贴宽容　　D．以诚相待

E．自我保护

3．门诊护理是医院护理的重要方面。医院门诊护理具有明显的特点，它们是（　　）

A．服务环节多

B．组织管理任务重

C．医患纠纷多

D．预防医院内交叉感染难度大

E．以上都是

4．以下与急诊护理中的伦理规范不符的是（　　）

A．临危不乱　　B．尽力而为

C．技术精湛　　D．常备不懈

E. 同情理解

5. 危重症患者的护理特点是（　　）

A. 护理水平要求高

B. 护理工作压力大

C. 护理难度大

D. 护理伦理决策难

E. 以上都是

6. 手术后，护士进行疼痛评估，协助患者翻身，做好饮食指导及术后肢体活动的指导，体现了手术后护理伦理的（　　）

A. 团结协作，互相监督

B. 尊重患者，耐心安慰

C. 减轻痛苦，促进康复

D. 严密观察，防范意外

E. 以上都是

7. 以下与儿科患者护理伦理规范不符的是（　　）

A. 技术精湛　　B. 冷淡对待

C. 照护关爱　　D. 情感贴近

E. 工作严谨

8. 老年患者护理任务重、护理难度大，心理护理要求高。以下与老年患者护理伦理规范不符的是（　　）

A. 尊重老人　　B. 充分理解

C. 悉心照料　　D. 重视心理护理

E. 适当减少服务数量

9. 以下与传染病患者护理伦理规范不符的是（　　）

A. 保护隐私　　B. 规范操作

C. 加强宣传　　D. 报告疫情

E. 保护隐私重于报告疫情

10. 与现代死亡标准的伦理意义不符的是（　　）

A. 有利于科学判定死亡

B. 有利于道德和法律责任的确定

C. 有利于合理利用有限的医疗卫生资源

D. 有利于器官移植

E. 有利于患者家属得到解脱

11. 围绕安乐死的争议不断，以下属于支持安乐死观点的是（　　）

A. 安乐死是人道主义精神的体现

B. 安乐死体现对生命权利的尊重

C. 安乐死可避免医疗卫生资源浪费

D. 安乐死体现了人类的尊严和文明

E. 以上都是

12. 以下与临终关怀的护理伦理不符的是（　　）

A. 临终关怀有利于人道主义的升华

B. 临终关怀体现了生命、质量和价值的统一

C. 临终关怀展示了人类文明

D. 临终关怀推动了社会进步

E. 临终关怀可以加速临终患者死亡，使患者和家属尽早解脱

13. 患者离世后，护理人员要对死者尸体进行护理。护理人员尸体料理的伦理规范是（　　）

A. 尊重死者，严肃认真

B. 安抚家属，解释劝慰

C. 对他人、社会负责

D. 妥善料理遗嘱遗物

E. 以上都是

A₂型题

14. 患者，男，76 岁，在门诊候诊时，突然感到腹痛难忍，呼吸急促，四肢厥冷。门诊护士应该（　　）

A. 让患者平卧

B. 给予镇痛药治疗

C. 劝慰患者耐心等候

D. 安慰患者同时安排提前就诊

E. 请医生加快诊疗

15. 患者，女，28 岁，因妇科疾病住院治疗。此时，护士最先遵循的护理伦理规范是（　　）

A. 立刻进行体格检查

B. 带领患者熟悉医院环境

C. 把患者介绍给病友

D. 安慰患者，保护好患者隐私

E. 执行各项护理操作

（刘　雪）

第6章 社区卫生服务护理伦理

案例 6-1

　　患者李某，男，68岁，1年前因脑血栓导致偏瘫，生活不能完全自理，日常生活由家人照料。近日因肺部感染需输液治疗，但因其行动不便家人来到社区医院请求帮助，医生问明情况后，派护士小张前去为李某输液，但在输液过程中，由于患者血管条件不好导致穿刺两次才成功，李某因为疼痛不适辱骂了小张护士。

问题：1. 患者李某的做法对吗？
　　　　2. 运用社区卫生服务护理伦理分析小张护士应如何处理此事？

　　随着医学模式的转变及现代护理学的发展，护士与社会的联系越来越密切，为了方便群众就医，我国建立了很多社区卫生服务中心，护士的职责范围也扩大了，护理工作正在走出医院、走向社会。探讨社区卫生服务、家庭病床、预防接种、健康教育、突发公共卫生事件的应急处理、康复护理、自我护理等护理道德问题是护理伦理学研究的重要课题。

第1节　社区卫生服务和家庭病床护理伦理

一、社区卫生服务的概念和特点

（一）概念

　　社区卫生服务是一项综合性卫生保健服务，主要面向城乡基层，实行初级卫生保健，其目的是使社区居民预防疾病、增进健康。

（二）特点

　　1. 群众性　社区卫生服务是维护居民健康的第一道防线，服务的对象是社区内每一个个体，它以居民充分参与、支持与合作为基础，具有广泛的群众性。

　　2. 综合性　由于影响人群健康的因素是多方面的，要求社区卫生服务以预防疾病、促进健康、维护健康等基本内容为主，还要从卫生管理、社会支持、家庭和个人保护、咨询等方面对社区人群进行综合服务。

　　3. 全程性　人从出生到死亡的全过程都需要得到社区卫生服务，这种服务是长期的、相对固定的一种责任。与在医院就诊检查、住院治疗不一样，他要对每个人终身负责，是一种全程性的服务。

　　4. 可及性　首先，社区医护人员是社区成员之一，民众乐于接受。其次，社区卫生服务从时间和地点上都很方便，价格低廉，可以为患者减轻医疗负担，还能分流患者，减轻医院资源紧张的负担。

二、社区卫生服务的护理伦理规范

考点：社区卫生服务的护理伦理规范

（一）热情服务，平等待人

　　社区卫生服务的对象非常广泛，人群的年龄、地位、经济状况、教育水平、家庭角色、心理状况等都有较大差别，要求护士应始终保持热情的态度对待每一个人，一视同仁地提供良好的保健服务。

（二）精益求精，科学严谨

护士应保持求真务实的科学态度，不断提高理论、技能素养，做到精益求精。由于护士面对的社区服务对象健康需求各异，护士必须掌握全科性的保健知识，既要有社区保健基本伦理知识，还要多涉猎社会科学、交叉学科知识，以科学严谨的态度服务好每一位社区群众。

（三）任劳任怨，乐于奉献

社区卫生服务工作以预防为主，效果有时不像在医院治疗那样短时间内就能体现。因此，有时不被支持和理解，甚至会遇到冷言冷语、不配合的情况，这就要求社区护士应具备任劳任怨、乐于奉献的品质，踏踏实实做好每一项工作，长此以往，最终会获得社区居民的信任和尊重，成为社区健康的守护者。

（四）严守规章，认真负责

社区卫生服务工作中，护士要加强自律，慎独修养，认真仔细地对待每一件事情，严格执行各项规章制度，杜绝差错事故发生，保证工作效果。

三、家庭病床的概念和特点

（一）概念

家庭病床是医疗机构为适合在家庭进行计划治疗和管理患者而就地建立的病床。收治对象广泛，如年老体弱连续就医困难的人、住院治疗后病情稳定仍需后续治疗的患者等。

（二）特点

1. 护理内容全面　护士不仅要做好辅助治疗工作，还要深入了解患者病情，与患者及家属谈心，多开展心理护理。宣传卫生预防、保健、康复知识，协助家属改善环境，合理安排患者的生活起居，还要向患者及家属做好示教，提高家庭互助保健和自我护理能力。

2. 护患关系密切　护理人员上门服务，减少了患者和家属外出求医的劳顿，使患者和家属倍感亲切，利于主动配合治疗和护理，也有利于护士主动性的发挥，使护患关系融洽、亲密。

3. 道德要求更高　疾病会引起患者经济、社会和人际关系的改变，还会引发患者和家属的心理问题，甚至会对护士缺乏礼貌、拒绝配合等，给护理工作增加困难。要求护士适应社区工作的特点，培养高尚的道德情操，以强烈的事业心和责任感为社区群众服务。

考点：家庭病床的特点

四、家庭病床的护理伦理规范

（一）平等尊重，热情服务

家庭病床会面对各种各样的家庭，护士在工作中不管患者的社会地位、经济条件、背景如何，都应一视同仁、平等对待。护士要尊重患者的价值观、精神信仰和风俗习惯，热情对待每一位患者，为他们提供细致周到的服务。

（二）诚实守信，及时服务

家庭病床的患者是分散管理的，远近不一，护士上门服务时往往要走街串巷，有时会受到外界环境的影响，如深夜求助或恶劣天气时求助，护士应多为患者着想，风雨无阻，及时上门服务，满足患者的需求；还应诚实守信，与患者事先约好的治疗与护理，绝不能因为其他原因延误，要时刻以患者利益为重。

（三）尊重信仰，慎言守密

从事家庭病床服务的护士到患者家中服务，有意无意中会了解和接触到患者及家属的隐私。

护士应保守秘密，不能随意泄露和宣扬，更不能搬弄是非、说长道短，有些患者和家属可能会有不同的信仰，护士应给予充分尊重，不可妄加评论和指责。

（四）团结协作，目标一致

家庭病床的患者病种复杂，常有多种疾病于一身的情况。护士除需加强与患者、家属的密切协作外，还需与其他相关的医护人员密切合作，形成目标一致、规范有序的医疗护理秩序，提供及时的医疗护理服务。

（五）忠于职守，自律慎独

考点：家庭病床的护理伦理规范

家庭病床独特的护理方式使护士单独处理问题的机会增多，自律慎独成为一项重要的行为准则。护士要忠于职守、遵纪守法，加强自我约束，严格各项操作规程，注意慎独修养的提高。

第2节　预防接种和健康教育伦理

一、预防接种的概念和特点

（一）概念

预防接种是指根据疾病预防与控制规划，利用疫苗，按照国家规定的免疫程序，给适宜的接种对象进行接种，以提高人群的免疫水平，达到预防和控制传染病发生和流行的目的。

（二）特点

1. 全民性　预防接种服务的对象是全体人群，包括社区内的每一个健康或患病的个体。

2. 主动性　护士自觉主动送医上门，在群众不理解、不愿意接种的时候，护士要善于宣传，说明接种的意义，取得群众配合，做好预防接种工作。

3. 自觉性　预防接种的许多工作如从准备到实施、评价，都需要护士自己把握，在这种情况下，护士应坚守职业道德，一丝不苟地为群众服务，不能因工作琐碎与紧张而失去耐心，损害群众利益。

4. 迟缓性　预防接种属于防患于未然的工作，效果虽大，但常常以缓慢的形式表现出来，人们不容易发现预防接种护理人员的成绩。接种对象往往是健康人，很多人无患病的切身体验，认为预防接种是多此一举。

> **知识链接**　　　　　　　　　　免疫预防的益处
>
> 　　免疫预防是一种已经证实的可以控制甚至消灭传染病的措施。1967～1977 年，世界卫生组织通过开展强化免疫活动，使天花得到了很好的控制。自 1998 年世界卫生组织及其合作伙伴在全球开展消灭脊髓灰质炎以来，该病的发病率已经下降了 99%，使约 500 万人逃脱了瘫痪的厄运。在 2000～2008 年，全球麻疹死亡率下降了 78%。
>
> 　　避免疾病发生远胜于发生疾病后再去治疗。全球范围内正在广泛常规地应用疫苗，即通过诱导免疫力来预防疾病。免疫预防降低了传染病的发生率，缓解了卫生系统压力，其节约的经费可用于其他的卫生服务。

二、预防接种的护理伦理规范

（一）满腔热忱，极端负责

正确的预防接种是预防传染病的重要措施之一，护士必须有强烈的责任感，在接种过程中做到不遗漏、无差错，并做好预防接种的普及宣传工作，确保接种的有效性。

（二）尊重科学，实事求是

在预防接种工作中，护士必须具有科学的态度，实事求是的工作作风。必须做到：根据传染病的特点，正确确定接种对象；认真检查接种对象的身体，如有禁忌证，应禁止接种；对接种出现不良反应的个体，应正确对待并迅速给予处理。护士一方面要钻研技术，熟练掌握各种疫苗的作用机制、作用、不良反应、注射方法等；另一方面要认真观察接种后的反应，为科研提供反馈信息，以利于新疫苗的研制。

（三）团结一致，通力协作

预防接种工作需要护理人员、有关社保人员等的共同参与，只有通过各方面的积极配合，才能取得良好的社会效益。

考点：预防接种的护理伦理规范

三、健康教育的概念和特点

（一）概念

健康教育是指有目的、有计划、有组织地向人群传播卫生保健知识和技术，帮助个体和群体改变卫生观念，自愿采纳有利于健康的行为，以增强自我保健能力，提高人们健康水平的教育活动。

（二）特点

1. 健康教育对象具有广泛性 健康的实现需要依赖全民教育，动员广大人民群众积极参与，不论是患者还是健康人，都要坚持人人健康、人人参与的原则。

2. 健康教育内容具有科学性 健康教育是通过有计划、有组织的教育过程，传授人们相关的健康知识，改变不良的生活方式和习惯，预防疾病，促进健康。因此，其内容必须具有科学性，绝不能传播错误的信息和知识。

3. 健康教育目标具有明确性 个体健康有时还直接关系到公众的健康。健康教育一方面可以促使被教育对象养成良好的行为方式和生活习惯，增进健康；另一方面可以促进和培养个体与社会预防疾病，维护健康的责任感。

4. 健康教育内容具有针对性 健康教育的对象有各种各样的健康需求，这就要求健康教育的内容要有针对性，选择与教育对象需求相符合的内容，使教育对象能更好地理解和接受。

考点：健康教育的特点

四、健康教育的护理伦理规范

（一）坚持人人参与，自觉履行健康责任

护士要树立"大卫生观"，把护理服务由医院扩大到人群、社区，采取多种形式，促进社会成员身心健康。护士还应争取多方面的支持和协作，调动所有人都来关心健康、维护健康。

（二）坚持科学态度，不断完善知识结构

为了更好地开展健康教育，护士必须不断地进行自我完善。一方面要有科学的态度，树立新的健康观，把人的健康与生物、心理和社会的因素联系起来；另一方面要扩大知识面，还应加强人文科学和社会科学知识的学习。

（三）坚持以人为本，尊重所有服务对象

健康是每个人的权利，护士要树立以人为本的观念，尊重所有服务对象，维护正常的人际关系，工作中不能区别对待，应保证每个人的权利都得到保障。护士要增强服务意识，工作认真细致。

（四）坚持以基层和农村为重点，努力普及健康知识

广大农村地区的卫生水平有了较大提高，但与城市相比，群众的保健意识和健康意识依然较

差。因此，广大护士应把农村和基层作为普及和宣传卫生知识的重点，让群众提高健康意识，积极保护自身健康。

第3节　突发公共卫生事件应急处理护理伦理

一、突发公共卫生事件中护士的责任

（一）突发公共卫生事件的概念

突发公共卫生事件是指突然发生，造成或可能造成社会公众健康严重损害的重大传染病疫情、群体性不明原因疾病、重大食物和职业中毒及其他严重影响公众健康的事件。

（二）突发公共卫生事件的特点

1. 社会影响广泛　突发公共卫生事件不仅会造成人们心理恐慌，还会影响人们的社会生活、工作秩序，也会影响社会稳定。如果处理不好，会从区域性小范围危机扩展到全国性危机，有时甚至会波及全世界，造成全球性危机。

2. 时间紧迫　突发公共卫生事件发生急骤，往往在人们毫无防范的情况下发生，患者发病时间集中、数量大，而且病情、伤情、疫情普遍严重，急需快速做出决策，有关部门、医疗卫生机构应做到早发现、早治疗、早隔离、早报告，切断传播途径，防止扩散。

3. 危险性强　突发公共卫生事件突如其来，不可预测。因此，无论是中毒、疫情、安全事故，还是群体性不明原因的疾病，护士在这样的环境下工作都要面临巨大的危险。

4. 责任重大　突发公共卫生事件具有群体性的特征，一旦发生，大批人员需要在同一时间内进行急救，工作任务艰巨，护士责任重大，要协助医生对危重患者进行抢救，做好伤情、疫情和病情观察，做好基础护理和专科护理工作。

5. 协作性强　突发公共卫生事件需要在政府的领导下，多部门、多专业相互支持和协作处理。护士既要从宏观上安排好整个事件中的护理工作，与各部门其他专业人员有效合作，又要从微观上护理好每位患者，保持护理工作的连贯性和协同性。

（三）突发公共卫生事件中护士的责任

1. 护士应当配合医生工作，对突发公共卫生事件中致病的人员进行救护和现场救援，并详细书写病历。

2. 护士应当采取卫生防护措施，防止交叉感染。对与传染病患者密切接触的个人要采取医学观察措施，如确认被感染，应采取隔离措施。

3. 传染病暴发流行时，护士应组织力量，协助做好疫情信息的收集和上报，做好人员的隔离工作，并落实公共卫生措施，向群众宣传传染病防治的相关知识。

4. 护士应当服从突发公共卫生事件应急处理指挥部的统一指挥，相互配合协作，集中力量开展相关的科学研究工作。

二、突发公共卫生事件应急处理的护理伦理规范

（一）忠于职守，无私奉献

突发公共卫生事件发生时，广大人民群众的生命安全受到威胁，护士承担着挽救群众生命安全的神圣职责，要求每个护士都要忠于职守，充分发挥自己的专业技能和聪明才智，挽救群众的生命安全，将生死置之度外，勇于奉献，担负起救死扶伤的光荣使命。

（二）防病治病，尊重科学

护士应充分发挥科学技术的作用，加强对检测手段、防护设备、防治药物及疫苗和病原体的研究，同时要坚持实事求是，以科学的态度对待疫情，采取防护措施。制订各种应急预案，提高预测和预报能力。在群众中大力宣传防病治病的知识，使广大群众以科学的方法提高自我保护能力。

（三）团结协作，群策群力

护士必须服从统一调度，在第一时间到达指定地点或岗位，在救护过程中，要与其他专家和医生密切配合，认真执行救护方案，及时反馈救护效果，对救护的每一个环节都不能松懈，更不能推卸责任，应给予患者最佳护理。

（四）果敢机警，严肃认真

护士应临危不乱，保持清醒的头脑，处理问题果敢机警，还应保持严肃认真的态度，以高度的责任心和敬业精神为患者服务，将危害降到最低，保障群众利益。

考点：突发公共卫生事件应急处理的护理伦理规范

第4节　康复护理和自我护理伦理

一、康复护理的概念和特点

（一）概念

康复护理是在总的康复医疗计划下，为达到全面康复的目标，通过护士与康复医生及有关专业人员共同协作，对于残疾、老年病、慢性病且伴有功能障碍者进行适合康复医学要求的专门护理和各种专门的功能训练，以预防残疾的发生与发展及继发性残疾，减轻残疾影响，达到最大限度的康复，并使其重返社会。

（二）特点

1. 协调性　当代康复医学要求的全面康复包含医疗康复、教育康复、职业康复、社会康复。护士、医生、特殊教育工作者、家庭、社会组织、政府等共同协调，才能使伤残者独立地学习、工作和生活，真正重返社会。

2. 连续性　伤残者的康复是一个长期的过程，不能寄希望于住在医院完全达到康复，出院后还需要继续康复治疗，包括门诊治疗、社区治疗、家庭病床治疗等来慢慢进行康复。康复护理已成为一个连续的纵向服务过程，护士应积极投入到整个服务系统中，为促进伤残者达到最大限度的康复发挥作用。

3. 整体性　在康复护理过程中，重视整体康复是一个突出特点，因为伤残者除了身体结构和功能不同程度的丧失，还存在不同程度的心理障碍。因此，除了躯体的康复，还必须重视其心理康复。对严重心理障碍者，护士应配合心理医生给予心理治疗和护理，改善心理状态。

考点：康复护理的特点

二、康复护理伦理规范

（一）理解同情，尊重患者

伤残者由于身体结构和功能不同程度的丧失，容易出现敏感、焦虑、恐惧、自卑等情绪。他们心理脆弱，极易受到伤害。所以护士要理解、同情他们，多给予鼓励，使其增强康复的信心。护士还应尊重他们的人格和权利，热情真诚地对待他们。

（二）系统指导，因人施护

康复护理是在有效评估者生理、心理、社会等方面信息的基础上进行科学的分析和判断，制订个性化的系统康复计划，并组织实施，注重护理效果的评价。护士要尊重科学、全面分析、系统指导，帮助患者掌握康复训练方法和自护技术，预防疾病的复发，提高生存质量。

（三）热心负责，态度认真

伤残者多数不能完全自理，对于很多日常小事也会感到困难。因此，护士应多关心体贴他们，热情帮助他们解决实际问题，在训练中态度认真、耐心引导，使患者感到温暖，增强其康复的信心。

（四）谨慎周密，业务求精

考点：康复护理伦理规范

护士对待康复对象应谨慎周密、循序渐进，恢复一项巩固一项，不可急躁，否则会影响伤残者康复。护士也应严格要求自己，业务精益求精，严格遵守规章制度和操作规范，准确无误地执行医嘱。

三、自我护理的概念和特点

（一）自我护理的概念

自我护理是人类个体为保证生存、维持和增进健康而创造和采取的行为，最终目标是促进、维持和恢复个体的自我护理能力。

（二）自我护理的特点

1. 教育性　自我护理要求是要把自我护理的知识和实践技术传授给患者或健康人，使健康者维持、增进健康，使患者恢复自主生活，适应社会角色。因此，护士要反复宣讲自我护理的意义，指导自我护理的要领，并进行示教、验证，使患者理解和掌握。

2. 主体性　自我护理是人们在护士指导和帮助下的主体性活动，其目的是使人们从护理接受者逐渐变为自我护理者，离不开护理对象的参与、合作，护士应充分调动他们的主观能动性，实现从接受者到自我护理的转变。

3. 渐进性　自我护理是一个循序渐进的过程，护士要坚持由浅入深、由简单到复杂的渐进性原则，因人而异、区别对待，逐步让人们学会自我护理。

考点：自我护理的特点

4. 协作性　实现个体的自我护理是一项复杂的工作，护士需要和医生、营养师、防疫人员、区域卫生员等进行协作，以取得良好的效果。

四、自我护理伦理规范

（一）认真细致，高度负责

护士要以高度负责的态度，认真细致地履行职责，将自我护理的理论和方法传授给服务对象，要不断示教、验证，直到完全掌握，并防止差错事故的发生。

（二）一视同仁，耐心指导

护士应尊重服务对象的人格、意志和价值观，增强与护士的合作意识，积极参与实现自我护理。同时还要耐心指导，避免服务对象产生抵触情绪。

（三）因人而异，切合实际

护士要遵循个体化原则，全面掌握服务对象生理、心理、社会状况，做出正确估计。应对收集到的资料反复核实，综合分析，做出切实可行的护理计划，以取得满意的自我护理效果。

（四）密切协作，提高质量

自我护理的实现是一个复杂的过程，需要护士与服务对象、家属、防疫人员等相互协作，取得多方面的支持，不断提高自我护理质量。

考点：自我护理伦理规范

小 结

本章重点讨论了社区卫生服务、家庭病床、预防接种、健康教育、突发公共卫生事件的应急处理、康复护理、自我护理等的特点和护理伦理规范，为广大社区护理工作者提出了具体的行为准则。通过本章的学习，希望同学们能理解和掌握这些规范要求。社区可以为同学们提供更多的就业机会，同学们可以到社区施展才华，利用所学知识为社区群众服务，成为社区居民健康的守护者。

自 测 题

A₁型题

1. 下列不是健康教育特点的是（ ）

A. 健康教育的对象具有广泛性

B. 健康教育的内容具有广泛性

C. 健康教育的目标具有明确性

D. 健康教育的内容具有科学性

E. 健康教育的内容具有针对性

2. 下列不是社区卫生服务的伦理规范的是（ ）

A. 分秒必争，冷静果断

B. 热情服务，平等待人

C. 精益求精，科学严谨

D. 严守规章，认真负责

E. 任劳任怨，乐于奉献

3. 护理走向社会化的重要标志是（ ）

A. 康复护理 B. 社区卫生护理

C. 临床护理 D. 专科护理

E. 整体护理

4. 社区卫生护理工作的重点在于（ ）

A. 健康教育 B. 妇幼保健

C. 环境改善和环境卫生

D. 预防 E. 食品卫生

5. 社区卫生护理的目的是满足患者及民众的（ ）

A. 医疗需求

B. 基本卫生服务需求

C. 健康保健的各种需求

D. 高级卫生服务需求

E. 预防疾病的需求

6. 社区卫生护理的主体是（ ）

A. 整个社会 B. 上级卫生机构

C. 三甲医院 D. 整个医疗机构

E. 基层卫生机构

7. 下列关于家庭病床的说法中不正确的是（ ）

A. 患者的健康利益是护理工作的出发点和最终归宿

B. 建立家庭病床，变患者"登门求医"为医务人员"上门送医"

C. 家庭病床易于开展心理护理

D. 家庭病床护理有利于护患关系建立主动-被动型和指导-合作型两种关系模式

E. 家庭病床的主要收治对象是年老、体弱、行动不便或家中无人照顾而去医院就医有困难的患者

8. 预防接种中的护理伦理规范不包括（ ）

A. 满腔热情

B. 尊重科学，实事求是

C. 心理护理，治病育人

D. 极端负责

E. 团结一致，通力协作

9. 健康教育的服务对象是（ ）

A. 初愈的患者

B. 各类社会人群

C. 需进行家庭病床护理的人群

D. 有患病危险且极可能要发病的人群

E. 需要住院治疗因种种原因不能入院的患者

10. 下列不是健康教育目的的是（　　　）

A. 为形成良好的护患关系奠定基础

B. 增强人们的自我保健能力

C. 让人们明确健康责任

D. 提高人们的生活质量和生命质量

E. 建立和选择健康的生活方式

11. 健康教育主要适用于（　　　）

A. 上级卫生机构　B. 基层卫生机构

C. 整个社会　　　D. 整个医疗机构

E. 三甲医院

12. 下列各项中不属于健康教育护理伦理规范的是（　　　）

A. 坚持人人参与，自觉履行健康责任

B. 坚持科学态度，不断完善知识结构

C. 坚持以人为本，尊重所有服务对象

D. 针对患者进行健康教育

E. 坚持以基层和农村为重点，努力普及健康知识

13. 突发公共卫生事件应急处理的护理伦理规范不包括（　　　）

A. 忠于职守，无私奉献

B. 刻苦钻研，不断进取

C. 防病治病，尊重科学

D. 团结协作，群策群力

E. 果敢机警，严肃认真

14. 突发公共卫生事件应急护理的特点不包括（　　　）

A. 时间紧迫　　B. 危险性强

C. 社会影响广泛　D. 责任重大

E. 信息性强

15. 康复护理的目标是（　　　）

A. 心理康复　　　B. 全面康复

C. 医疗康复　　　D. 教育康复

E. 职业康复

16. 康复护理的对象主要是（　　　）

A. 伤残患者　　　B. 老年患者

C. 普通患者　　　D. 儿童患者

E. 妇女

17. 自我护理的过程一般应当是（　　　）

A. 不连续的　　　B. 渐进的

C. 直线式的　　　D. 自发性的

E. 非自发性的

A₂ 型题

18. 患者，女，50 岁，因肺结核入院治疗。入院后患者因看到护士戴着厚厚的口罩与自己交谈病情，认为护士这样是不礼貌的，当场表示对护士的服务不满意，此时护士合乎伦理道德的做法是（　　　）

A. 征求患者家属意见后再定

B. 摘下口罩，解释说明后，再征求患者意见

C. 尊重患者意见，摘下口罩

D. 说明佩戴口罩的原因，取得患者配合

E. 不予回应，继续戴口罩

19. 护士张某，在对社区居民李某进行家庭访视时，发现李某有吸毒史及劳教史，于是将此事告诉了身边的亲戚朋友。请问护士张某违背了什么护理伦理规范（　　　）

A. 平等尊重，热情服务

B. 尊重信仰，慎言守密

C. 诚实守信，及时服务

D. 团结协作，目标一致

E. 忠于职守，自律慎独

（宗国芳）

第7章 护理科研伦理

现代生命科学研究破解了很多科学难题，创造了很多医学奇迹。器官可以移植，现代生殖技术创造出了"试管"婴儿……然而现代生命科学中的许多新概念也冲击着传统的伦理道德概念。科学的发展会不会导致人类道德的丧失？不同意见的争论，引起了人们对护理科研伦理问题的关注。

第1节　护理科研伦理概述

护理科研是解决护理问题、发展护理学科的重要途径。护理科研伦理是护理科研得以顺利进行的重要保证。护理科研人员要完成预期的科研目标，需要同时具备较好的专业技术水平和一定的护理科研道德。

案例7-1

美国科学家赛宾在美国科学院宣布，他发现疱疹病毒可以引起某些人体产生肿瘤，1年后，他宣布收回以前发表的材料，因为实验不能重复做成，无法证实可靠性，并在《美国科学院院刊》（PNAS）上发表了收回材料的声明。赛宾知错能改的高尚行为受到科学界人士的广泛赞扬。

问题： 1. 赛宾具有怎样的护理科研道德？

　　　 2. 以上案例中，赛宾的行为为什么受到了大家的赞扬？

一、护理科研与护理伦理

（一）护理科研的概念及特点

1. 护理科研的概念　护理科研是本着生命至上的原则，用科学的方法探索、回答和解决护理领域的问题，指导护理实践的过程。护理科研是护理学科的重要组成部分，是护理学发展的重要环节。

2. 护理科研的特点

（1）时代性：目前，在医学科研领域中，出现了很多新方法、新理念和新技术，人类对自身健康的认识上升到新的层面，确立了新的人类健康理念。这些都要求护理科研人员顺应时代的发展和社会的进步，不断更新观念，改进操作方法，充分运用现代护理心理学、伦理学和社会学等学科的知识进行护理研究，更科学地揭示护理科学的规律。

（2）广泛性：医学新模式的出现，使护理概念、护理工作的职责及组织形式等发生了变化，护理科研的内容变得更加丰富和广泛，如对护理美学、护理教育、护理管理、老年保健等与医学相关学科的交叉研究日益增多。这就要求护理科研人员在重视本专业知识的同时，还要关注相关学科的知识，适应时代的进步。

（3）复杂性：护理科研与一般自然科学的研究不同，护理科研的对象是人，人的特殊性决定了护理科研的复杂性。对于人的生命、健康和疾病等的研究，不能单纯运用生物医学模式、规律和方法，还要综合心理学、伦理学和社会学等社会人文科学进行研究分析。并且，人的心理、生理和病理的个体差异大，工作性质、生活环境等情况也不尽相同，这些都加大了护理科研的难度。

（4）实用性：目前，医院诊治技术不断更新，治疗手段更加先进，患者对疗效的要求也越来越高。为了提高护理质量和水平，使广大患者得到最科学、最满意的护理，护理科研人员在探索合理护理程序、改进护理操作及护理工作中必须引入现代科学技术，同时，还要用社会医学和医学心理学等去研究作为护理研究对象的人，只有这样，才能得到适合现代医学与护理模式、适合人类需要的研究成果。

（二）护理伦理在护理科研中的作用

1. 激励护理科研人员奋发进取，取得成功　护理科研过程是艰辛的。高尚的护理科研道德是推动护理科研发展的强大动力。一个合格的科研人员，既要有精湛的科研技术，又要有崇高的护理科研道德。崇高的护理科研道德可以激励护理科研人员在科研过程中奋发进取，最终取得预期的科研成果。

2. 端正护理科研人员的科研动机，把握科研方向　科研道德是确保科学研究成功的基本前提，也在很大程度上决定着科学研究的出发点和发展方向。医学科研必须把握正确的方向才能真正造福人类，如克隆技术给医学界带来了光明的前景，但如果用来克隆人，则会给伦理带来极大冲击，后果将不堪设想。高尚的护理科研道德可以端正护理科研人员的科研动机，引领护理科研人员把握正确的科研方向。

3. 促进护理科研人员间的团结协作　现代科学研究已经成为一项集体创造的活动，要求科研人员具备谦虚谨慎、互相尊重、团结协作等高尚的品质。护理科研人员在护理科研的过程中通过团结协作，可以取长补短，发挥各自优势，保证护理科研活动取得预期的科研成果。

4. 成为护理科研的重要评价标准　护理科研研究的对象是人，研究成果也应用于人，因此护理科研直接关系到人类的健康和生存，涉及价值取向的问题。医学高新科技，如器官移植、人工生殖技术等的发展，既为医学发展提供了更广阔的前景，又带来了让人担忧的法律、伦理和社会问题。我们必须依据护理科研道德区分科研成果的好坏，从而保障护理科研的健康进行。

二、护理科研的伦理规范

护理科研活动中，科研人员需要同时具备较好的专业技术水平和一定的护理科研伦理规范。护理科研伦理规范主要包括以下几方面。

（一）目的明确，动机纯正

护理科研的主要目的是认识、揭示、掌握和反映人体生命的本质，寻求增进健康、预防疾病、恢复健康、减轻痛苦的途径和方法，从而提高人类的健康水平和生活质量。护理科研人员在科研工作中必须着眼于人类的健康需求，科研的目的和动机都要纯正，以社会价值为出发点，以人类的健康利益为第一目标。

（二）患者第一，知情同意

护理科研中，凡涉及人体实验的操作都必须征得受试者的理解和同意。护理科研人员在进行人体实验时，必须充分尊重受试者，把受试者利益放在首位。

（三）实事求是，一丝不苟

科研人员必须严格按照课题设计要求、实验步骤和操作规程进行实验，确保实验的准确，禁止伪造或擅自改动科研数据、资料，假报成果，抄袭他人成果等行为。

（四）尊重同道，团结协作

尊重同道、团结协作是护理科研的重要道德规范。护理科研人员应该谦虚谨慎、互相尊重、团结协作，才能取长补短，发挥各种优势，取得最佳科研成果。

（五）高度负责，勇于创新

护理科研应该以人类健康为最高道德目标，将把新成果用于解决人类健康问题放在首位，对科研可能带来的危害保持高度警惕。对科研成果的应用还要注意满足现代需要和防止危害未来的问题，同时，护理科研人员在科研活动中要有勇于创新和敢于超越的精神。

考点：护理科研的伦理规范

第 2 节　人体实验的伦理

人体实验是直接以人体为受试对象，用科学的实验手段有控制地对受试者进行观察和研究的行为过程。人体实验是医学科研中的特殊道德问题，涉及的伦理问题必须引起广泛关注。

一、人体实验的意义和分类

（一）人体实验的意义

人体实验具有明显的双重效应，正确认识人体实验对促进医学科学的发展和维护人类自身利益具有重大意义。

1. 人体实验是医学发展的起点　医学理论的建立和发展与人体实验是分不开的。没有人体实验就没有人类医学的发展。

2. 人体实验是临床应用前的必经环节　基础理论研究和动物实验之后，人体实验是临床应用前必需的中间环节。医学科学实验的主要对象是人，人和动物的生理和功能有很大差异。任何新技术和新药物在经过人体实验之前，都无法确认其对人体是否真正无害，也无法确认其是否真的有益于某种疾病的治疗。

（二）人体实验的分类

由于性质的不同，人体实验可以分为以下几种类型。

1. 天然实验　是不受实验者的干预、控制，在天然条件（如战争、疫病和自然灾害等）下进行的人体实验。天然实验的实验者不承担道德责任。

2. 自体实验　是实验者为了获得第一手资料或出于其他原因在自己身上进行的人体实验。自体实验体现了实验者的献身精神。

3. 自愿实验　是受试者在一定目的（如社会目的、经济目的或医学目的）的支配下，在知情同意的前提下自愿参加的人体实验。受试者可以是患者、健康人或社会志愿者。

考点：人体实验的分类

4. 强迫实验　是受试者在一定的政治和武力压力下，违背自己意愿必须参加的人体实验。强迫实验触犯了法律，会对受试者造成严重的伤害。

5. 欺骗实验　是为了达到某种目的，向受试者传达虚假信息，引诱或欺骗受试者进行的人体实验。欺骗人体实验侵犯了受试者的知情同意权。

二、人体实验中的伦理矛盾

人体实验的医学价值和伦理价值是显而易见的，但人体实验具有的双重效应，使人们不得不关注人体实验中的几组伦理矛盾。

（一）社会利益与个人利益的伦理矛盾

人体实验无论成功还是失败，都有科学价值，符合社会利益。但对受试者来说，失败的人体实验会损害受试者的健康甚至会危及其生命，不符合个人利益。所以，人体实验一直存在着社会利益和个人利益的矛盾问题。

（二）主动与被动的伦理矛盾

人体实验中，实验者明确实验的目的、方法、要求和途径，对后果的利害能有所估计，并且对可能出现的危害制订了相应的补救措施，处于主动地位。而受试者对所进行的实验不甚了解，只能从实验者那里获得实验的有关信息，处于被动地位。地位上的不平衡，导致了伦理矛盾的出现。

（三）自愿与强迫的伦理矛盾

自愿是人体实验最基本的前提，正常的人体实验都是受试者在知情同意的前提下自愿参加的。事实上，人体实验中存在着非自愿即强迫的成分，如有的实验者利用诱人的广告诱惑受试者或者声称除此之外无别的方法让受试者同意。

三、人体实验中的伦理规范

（一）医学目的性原则

人体实验前必须审查人体实验的目的。《赫尔辛基宣言》指出，人体实验的目的是提高和改进治疗或预防措施，加深对疾病病因和发病机制的了解，增进人类健康。医学目的性原则是进行人体实验的最高宗旨。

知识链接 《赫尔辛基宣言》

《赫尔辛基宣言》公布于 1964 年，全称为《世界医学协会赫尔辛基宣言》，制定了涉及人体对象医学研究的道德原则，规定了以人作为受试对象的生物医学研究的伦理原则和限制条件，是关于人体实验的第二个国际文件。2008 年 10 月，第 59 届世界医学大会通过《赫尔辛基宣言》修正案，是该宣言的第六次修正。

（二）知情同意原则

知情同意是人体实验进行的前提。实验者应该告知受试者知情同意的内容，保证受试者自愿同意，保证受试者有退出实验的权利，向受试者提供取得联系的信息。

（三）严谨科学原则

人体实验是以人为受试对象的实验，必须有动物实验的可靠基础，在整个人体实验过程中，必须符合科学原则，确保实验结果的科学性。在人体实验结束后，要实事求是地进行科学报告，禁止任何篡改数据和编造材料的行为。

考点：人体实验的伦理规范

（四）维护受试者利益原则

维护受试者利益是指实验者在人体实验中要始终把保障受试者的利益放在首位，受试者的利益包括受试者的生命健康、人格尊严和经济利益等。首先，人体实验必须以动物实验为基础。其次，人体实验必须有充分的安全防护措施。再次，人体实验必须有经验丰富的专家共同参与，或在其指导下进行。最后，对脆弱人群，如儿童、老年人、智力障碍者等，要有特殊保护。

第 3 节 器官移植的伦理

器官移植被誉为 20 世纪最伟大的医学成就之一，它使许多濒临死亡的患者获得新生，使多个家庭得以保全。然而，由于器官移植涉及患者以外的他人器官，所以器官移植自诞生以来就一直处于巨大的争议之中。

案例 7-2

2009 年，湖北武汉 55 岁的陈玉蓉为了完成换肝救子的心愿，患有重度脂肪肝的她开始了每天暴走 10 公里的减肥计划，在 7 个月时间里，脂肪肝完全消失，换肝手术非常成功。

问题：1. 什么是器官移植？
2. 器官移植有哪些道德要求？

一、器官移植概述

（一）器官移植的概念及分类

1. 器官移植的概念　器官移植是指通过手术的方法用健康的器官置换受体体内损伤的或功能衰竭的器官，使受体生命得以延续的高新医学科技。提供器官的身体称为供体，接受器官的身体称为受体。

2. 器官移植的分类　根据移植器官供体和受体的关系，器官移植分为自体移植、同种异体移植和异种移植。自体移植指器官供者和受者是同一人。如果供者和受者并非同一人，但有着完全相同的遗传素质（同卵双生子），这样的移植是同质移植。同种异体移植指人与人之间的器官移植。异种移植指不同物种之间的移植，如猪与人之间的移植。根据移植位置不同，器官移植可分为原位移植和异位移植。

（二）器官移植的发展

人体器官移植的研究开始于 20 世纪 50 年代。1954 年美国的约瑟夫·默里首次进行了一对同卵双生子之间的肾移植并取得了成功，这被视为真正成功的现代器官移植案例。

我国的器官移植是由吴阶平教授于 20 世纪 60 年代施行的，目前我国的器官移植技术已趋成熟。

二、器官移植中的伦理问题

（一）使用活体器官的伦理问题

活体捐献意味着为了挽救患者，另一个健康人要接受一个复杂的大手术，失去一个健康的器官。如果移植手术不能给受体带来任何益处，那供体不仅会失去一个健康的器官，还要面临手术可能带来的并发症，甚至可能会失去生命。

（二）使用尸体器官的伦理问题

使用尸体器官涉及从遗体上摘取器官，存在安慰死者家属和救治活者生命的矛盾及确定死亡时间的矛盾。

（三）器官移植高额费用的伦理问题

器官移植费用很高，移植后仍需监测、护理等费用，这极大地增加了患者的经济负担。

三、器官移植的伦理原则

（一）知情同意原则

知情同意是器官移植中应遵循的首要原则。活体捐献者享有知情同意权，捐献者有了解手术的可行性、手术过程和撤销捐献器官的权利。对尸体捐献者，亲属有知情同意权。

（二）供受双方健康利益至上原则

针对患者的治疗方案，器官移植是唯一救治方案时方可使用，器官移植必须对患者有利。手术前医务人员要认真准备，组织得力手术人员，选择最佳手术方式，对术后可能发生的意外状况要有充分的应对措施，不能给供求双方带来更大伤害。

考点：器官移植的伦理原则

（三）保密原则

医务人员应当对人体器官捐献人、器官接受人及申请器官移植手术患者的资料保密，不得随意将其作为宣传对象。

（四）公平原则

我国器官供求严重失调，许多患者在等待器官的日子里离开人世。在器官分配中，要通过公平原则分配器官。

第4节　现代生殖技术的伦理

现代生殖技术是与自然生殖相对应的概念，它的问世与应用，给不孕不育夫妇带来了希望，也避免了有遗传性疾病家族后代再出现相同遗传病的危险，但同时也冲击了自然生殖方式及一系列社会伦理观念，引起了种种伦理问题。

> **案例7-3**
>
> 国外一名女性因为女儿有心脏病，生育会构成风险，决定为女儿代孕。某生育中心将她女儿与女婿的一个受精卵植入其子宫内顺利着床、生长并顺利产下一名男婴。
>
> **问题：** 1. 出生的男婴是这位女性的儿子还是外孙？
> 　　　　2. 我国法律允许代孕吗？

一、现代生殖技术的概念及主要形式

（一）现代生殖技术的概念

现代生殖技术是指运用现代医学技术代替人类自然生殖过程的某一个或全部步骤的人工生殖方法。

（二）现代生殖技术的主要形式

1. **人工授精**　是指用人工方法将精液植入女性生殖道以达到受孕目的的生殖技术。人工授精代替了自然生殖过程中的性交环节，主要用来解决男性不育问题，也可以为优生学服务。其中，精液来自于丈夫的为同源人工授精，精液来自于供体的为异源人工授精。

考点：现代生殖技术的主要形式

2. **体外受精**　是指用人工方法在体外（试管或其他容器中）使卵子与精子结合形成早期胚胎后，植入子宫内发育的生殖技术。体外受精可以帮助不孕女性生育，也为男性少精症患者带来了希望。体外受精诞生的婴儿称为"试管婴儿"。

知识链接

试管婴儿

　　世界上第一个试管婴儿于 1978 年 7 月 25 日在英国诞生，是英国帕特里克·斯特普托博士和罗伯特·爱德华兹教授共同研究的成果。爱德华兹教授因此获得了 2010 年诺贝尔生理学或医学奖，斯特普托博士因为早逝，无缘共同分享诺贝尔奖。我国首例试管婴儿于 1988 年 3 月 10 日在原北京医科大学第三医院诞生。

二、现代生殖技术的伦理问题

（一）生育与婚姻分离带来的伦理问题

　　现代生殖技术的反对者认为，生儿育女是婚姻与爱情结合的永恒体现，现代生殖技术切断了婚姻与生育的联系，性和生育的分割使婚姻生活失去了意义，破坏了婚姻的统一性。

（二）对传统家庭模式的冲击

　　传统的婚姻家庭使得父母与子女有血缘关系，现代生殖技术打破了这种血缘关系，使传统的家庭模式解体。

（三）代孕母亲的伦理问题

　　代孕母亲出现于 20 世纪 70 年代末，主要指代人妊娠的女性。我国首例"代孕母亲"于 2000 年 7 月在哈尔滨出现，之后被紧急叫停，现在我国禁止医务人员实施任何形式的代孕技术。现代生殖技术的支持者认为，代孕母亲可以满足某些夫妇孕育自己孩子的愿望，代孕是自我牺牲、乐于助人的行为。反对者认为，第一，代孕是对女性基本权益的损害；第二，代孕母亲的出现使家庭关系更加复杂；第三，雇用代孕母亲可能导致民事纠纷。

（四）精子、卵细胞和胚胎的商品化问题

　　精子库、卵子库和胚胎库的普及带来了很多伦理性争议。例如，精子、卵细胞和胚胎的提供者，是否应获得相应的报酬？谁来保证所供精子、卵细胞或胚胎的质量？

三、现代生殖技术的伦理原则

　　现代生殖技术的现实和科学意义是显而易见的，但所涉及的伦理、社会和法律问题也不容乐观。医务人员要遵守以下伦理原则。

（一）知情同意原则

　　知情同意是指向参与现代生殖技术的供受者提供实施该技术的程序、成功的可能性和风险等信息，经同意后签订知情同意书。

（二）维护供受双方和后代利益的原则

　　现代生殖技术的实施给供受双方带来的伤害应降到最低，且能给受者甚至供者带来幸福和快乐。对通过现代生殖技术出生的孩子，保证其同正常出生的孩子享有同样的权利。

（三）社会公益原则

　　实施现代生殖技术要符合国家人口和计划生育等法规和条例，把坚持为计划生育和优生工作服务作为实施现代生殖技术的宗旨。

（四）保密原则

　　为保证现代生殖技术健康有序的开展，减少不必要的医疗纠纷，保护当事人各方的权利，医务人员一定要遵守保密原则。

考点：现代生殖技术的伦理原则

（五）严防商品化

医务人员和医疗机构对要求实施现代生殖技术的夫妇，要严格掌握适应证，不能滥用现代生殖技术。禁止买卖精子、卵细胞和胚胎，但可以给予捐献者必要的误工、交通和医疗补助。

四、现代生殖技术的护理伦理

（一）尊重患者

实施现代生殖技术应尊重患者的自主权、知情选择和知情同意权。医务人员要为患者提供可选择的治疗方案，为其分析利弊。

（二）注重心理护理

患者在长期求医过程中可能存在心理问题，护理人员在治疗过程中要给予心理护理。在治疗前，护理人员要做好指导工作，减轻患者焦虑和紧张，使其积极配合治疗。

（三）防止技术滥用

护理人员要严格掌握现代生殖技术的适应证，要认真学习国家的相关政策和法规，发现技术被滥用等行为要制止。

小　　结

护理科研伦理是护理科研得以顺利进行的重要保证。本章主要介绍了护理科研、人体实验、器官移植和现代生殖技术的相关内容，分析了人体实验、现代生殖技术和器官移植中涉及的各种伦理问题。护理科研人员要完成预期的科研目标，不仅要具备较好的专业技术水平，还要保证护理科研道德。

自测题

A₁ 型题

1. 护理科研的特点不包括（　　　）

A. 时代性　　　　B. 保密性

C. 广泛性　　　　D. 复杂性

E. 实用性

2. 人工授精代替了自然生殖过程中的某个步骤，该步骤是（　　　）

A. 植入子宫　　　B. 性交

C. 输卵管受精　　D. 子宫内妊娠

E. 分娩

3. 进行人体实验的最高宗旨是（　　　）

A. 知情同意原则　B. 维护受试者利益原则

C. 医学目的原则　D. 严谨科学原则

E. 保密原则

4. 体外受精特有的伦理问题是（　　　）

A. 完全母亲　　　B. 养育母亲

C. 代孕母亲　　　D. 孕育母亲

E. 遗传母亲

5. 不属于现代生殖技术带来的伦理问题的是（　　　）

A. 生育和婚姻分离带来的伦理问题

B. 对传统家庭模式的冲击

C. 代孕母亲的伦理问题

D. 对有严重缺陷的新生儿实施安乐死

E. 精子、卵细胞和胚胎的商品化问题

6. 实验者为了获得第一手资料或出于其他原因在自己身上进行的人体实验是（　　　）

A. 天然实验　　　B. 自体实验

C. 自愿实验　　　D. 强迫实验

E. 欺骗实验

7. 现代生殖技术伦理原则中不正确的是（　　　）

A. 知情同意原则

B. 维护供受双方和后代利益的原则

C. 保密原则

D. 精子、卵细胞和胚胎商品化原则

E. 社会公益原则

8. 器官移植中应遵循的首要原则是（　　）

A. 知情同意原则

B. 供受双方健康利益至上原则

C. 保密原则

D. 公平原则

E. 自愿原则

9. 针对器官短缺现象，器官来源最值得提倡的途径是（　　）

A. 克隆器官　　　B. 胎儿器官

C. 自愿捐献　　　D. 器官买卖

E. 尸体捐献

10. 关于护理科研伦理规范不正确的是（　　）

A. 动机纯正　　　B. 科研第一

C. 实事求是　　　D. 团结协作

E. 高度负责

11. 基础理论研究和动物实验之后，临床应用前必需的中间环节是（　　）

A. 对照实验　　　B. 自体实验

C. 人体实验　　　D. 强迫实验

E. 自愿实验

A₂ 型题

12. 某眼科医生第二天要为患者做角膜移植手术，当晚发现准备的角膜坏死，又没有可用的角膜，于是该医生去医院太平间摘取了一具新鲜尸体的角膜。第二天，手术成功。但不久，死者家属发现死者角膜不见了，非常气愤，状告该医生。关于该起案件，下列说法正确的是（　　）

A. 该医生为了抢救患者才去摘取角膜的，他的做法没有错

B. 该患者已死亡，不用征得家属同意

C. 该医生可以摘取角膜，但最好跟家属商量一下

D. 该医生没有征得家属同意，违反了知情同意权

E. 该医生不用请示上级同意，也不用跟家属商量

（陈香娜）

第8章　护理伦理教育、修养和评价

护理伦理教育、修养和评价都是护理伦理活动的组成部分，护理伦理教育和修养是把护理伦理理论、原则和规范转化为护士内在职业道德品质的关键环节。护理伦理评价既是护理行为的"监视器"，又是护理伦理关系的"调节器"，它们都是提高护士道德品质和道德面貌的不可缺少的活动。

案例8-1

一产妇剖宫产后第6天，医生查看没有问题，口头嘱咐下周一可以出院。因第二天适逢周日，丈夫来接妻子出院，正好当时医生不在，无法开具正式出院单。产妇及家属要求先行出院，周一再来补办出院手续，护士以没有出院单也没交费为由，不准产妇出院，并将婴儿抱到另一房间，于是产妇及家属为抱回孩子，与护士发生了激烈争吵。

问题： 1. 护士的行为符合医院的规定吗？
2. 针对本案例，应如何对护士进行护理伦理教育？

第1节　护理伦理教育

护理伦理教育是社会、他人对护士进行的护理伦理培育，它是培养护士道德品质和灌输护理伦理知识的过程。护士职业道德品质是由职业道德认识、情感、意志、信念、行为和习惯等要素构成的，因此护理伦理教育也是培养、提高和发展以上要素的过程。

一、护理伦理教育的概念与特点

（一）护理伦理教育的概念

护理伦理教育是根据护理伦理理论、原则和规范的要求，有组织、有目的、有计划、有步骤地对护士进行系统的道德灌输，施加系列道德影响的活动，其主要包括专业思想教育、服务思想教育、护理作风教育和纪律教育等。

（二）护理伦理教育的特点

1. **实践性和针对性**　护理伦理学是一门实践性很强的学科，在整个护理伦理教育中，既要灌输护理伦理知识，又要强调伦理理论付诸实践，做到理论联系实践，知行合一。护理伦理教育必须引导护士践行护理伦理义务，正确处理各种伦理关系，采取正确的道德行为。对于具体情况，护理伦理教育要有针对性地进行。例如，可选择本单位最需解决的以下实际问题进行教育：①改善服务态度；②廉洁自律，拒收"红包"；③增强责任感，避免差错事故等。

2. **长期性和渐进性**　护理伦理教育是个长期性的工作，每个护理人员道德品质、道德行为和习惯的养成都不是一蹴而就的过程。在当今复杂、急剧变化的社会中，要持之以恒、长期不懈地对护士灌输先进的道德意识，养成正确的道德行为习惯，并且要同形形色色的错误和落后的意识及行为做斗争。护理伦理教育虽是护士终其一生的教育，但必须由浅入深、循序渐进地进行。本着千里之行，始于足下的精神，积小善成大德，汇细流成江海。

3. **整体性和层次性**　从理论上讲，"知、情、意、信、行"这护理伦理教育的五个环节具有前后顺序，但践行中五个环节是相互联系、相互影响的。我们要把五个环节联结为一个整体，注重受教育者的各种品质同时形成，不可顾此失彼。

层次性是指对不同层次的护士要提出不同的教育要求。因为护士的生活经历和所受教育程度不同，其护理道德境界有高低之别。同时护理道德规范体系也有不同的层次，道德要求有高低之分，因此，要分层施教。

4. 职业性和综合性　护理伦理道德有特殊的内涵与要求，体现着护理职业的特性。只有把护理伦理教育融化于具体的护理实践中，解决具体的护理伦理和社会问题，才能取得良好的教育效果。护理伦理教育离不开社会的各种教育，深受社会的影响和制约。它必须把对护士的政治法制教育、深化改革和医院管理教育、等级医院评审等活动结合起来，纳入一个完整的系统中综合进行，才能取得良好的社会效果。

二、护理伦理教育的过程

护理伦理教育是培养护士高尚道德品质的过程。由于护理道德品质是由护理道德认识、情感、意志、信念、行为和习惯等要素所构成，因此，护理伦理教育的整个过程是：

1. 提高护理道德认识　护理道德认识是护理人员对护理道德理论的感知、理解和接受。他们的全部实践都是在一定认识的指导下进行的。只有掌握正确的护理道德认识，才能判断自己和别人思想、言行的正确性。因此，用各种有效的方式，提高护理人员的护理道德认识，增强履行道德义务的自觉性，是护理道德教育的首要环节。

2. 培养护理道德情感　护理道德情感是护理人员在处理护理伦理关系、评价护理伦理行为时所产生的内心体验。情感是行为的内在动力，直接影响护理人员的工作态度与道德行为的选择。良好的道德情感需要教育者不断地进行指导和培养，激发他们的同情心、责任感，使他们认真履行道德义务。故培养护理道德情感是护理伦理教育的重要环节。

3. 锻炼护理道德意志　护理道德意志是护士选择伦理行为的决断能力和履行道德义务时克服困难和阻力的毅力。护理伦理教育通过培养和锻炼护士的自制力，以及履行道德义务的自觉性和坚定性，引导他们克服各种困难与挫折，增强抵制不良诱惑的能力，做到不屈不挠、锲而不舍。因此，护理道德意志的培养是提高护理道德水平的关键环节。

4. 树立护理道德信念　护理道德信念是护理人员对道德理想和目标坚定不移的信仰和追求。它是护理道德认识、情感和意志的有机统一；是护理道德品质构成的核心要素；也是产生道德行为的动力，且使道德行为具有坚定性、稳定性和持久性。护理人员一旦树立了坚定的护理道德信念，就能在护理职业活动中迅速定向，毫不犹豫地按道德常规办事，明辨是非，自觉履行各种道德义务。

5. 养成良好的护理道德行为和习惯　道德行为习惯是护理人员在道德认识、情感、意志和信念的支配下所采取的实际行动，良好的护理道德行为可使护理人员将护理道德原则和规范内化为自己的行为习惯。因此，培养护理道德行为和习惯是护理伦理教育的最终目标。

考点：护理伦理教育的最终目标

护理伦理教育的五个环节是相互联系和相互作用的。在整个护理伦理教育的过程中，提高护理道德认知是前提和依据，培养护理道德情感和意志是两个必备的内在条件，而护理道德信念是核心和主导，养成良好的护理道德行为和习惯是护理伦理教育的最终目标和归宿。综上所述，护理伦理教育的过程是晓之以理、动之以情、炼之以志、笃之以念、导之以行的综合过程。

三、护理伦理教育的原则和方法

（一）护理伦理教育的原则

护理伦理教育的原则是指在教育过程中应遵循的准则，也是实施护理伦理教育的基本要求和重要依据，具体包括：

1. 理论联系实际的原则　护理伦理教育既要重视基本理论教育，培养受教育者的道德意识，又要运用理论去分析解决护理实践中的现实问题，要采取多样化的宣传教育方式，使受教育者做到知行统一、言行一致。同时，理论联系实际也要求教育者本身要以身作则、言传身教，这样才能达到教育的目的。

2. 因材施教的原则　教育者要从受教育者的实际情况出发，依据其年龄特征和个体差异，有的放矢地施教。尊重受教育者的独特个性，保持教育的针对性，同时教育的内容要考虑到适合受教育者的知识层次和接受能力。只有这样，护理伦理教育才能收到良好的效果。

3. 情理相容的原则　护理伦理教育既要以理服人，又要以情动人。对受教育者的表扬与批评、激励与支持、检查与评价、比较与分析等都要晓之以理、动之以情，寓情于理，情理并举。

4. 目标一致的原则　护理伦理教育不能朝令夕改，前后不一。同时，要与其他方面的管理、教育保持方向一致、前后一贯。例如，卫生事业的管理、改革的正确宣传在口径上要保持一致，在具体的要求上要体现出来；学校教育、岗前教育和业务教育要结合起来，保持教育影响的一致。这样才能确保受教育者形成良好的道德品质。

5. 法制教育与道德教育相结合的原则　护理伦理教育既要运用卫生法律法规和规章制度对护士进行教育，又要运用道德原则和规范进行教育。两种教育相辅相成，有机地结合起来，才能取得良好的教育效果。法制教育可以增强护士的法律意识，科学、公正地处理医疗纠纷与医疗差错，维护护患双方的权益，防范医疗事故的发生。护理伦理教育又能增强护士的伦理意识和责任感，使之自觉履行道德义务。

（二）护理伦理教育的方法

护理伦理教育的方法是组织实施对护士进行伦理道德教育的各种措施或方式。常见的有以下几种：

1. 积极疏导法　培养和塑造护士优良的道德品质，必须正面灌输系统的护理伦理知识，讲清道理，以理服人，启发自觉。在说服的过程中，教育者要积极做疏通引导工作，循循善诱，以情动人；避免训教、讽刺等粗暴的方式。

2. 榜样示范与集体育人法　榜样和先进典型体现着一定时代的道德要求和社会道德水准，有很强的示范、引领和导向作用。教育者要善于利用古今中外道德高尚的人物，特别是利用发生在受教育者身边的卫生战线模范人物做榜样，激发起他们的仿效之情。同时，教育者还要以身作则，发挥表率作用；要努力塑造优秀集体，因为相似的影响者在集体中有更大的说服力，集体中优秀者越多，成员就越能受到更多的良好道德感染和熏陶（图8-1）。

3. 案例分析法　教育者要善于利用发生在护士周围的典型案例来进行教育。如分析护理差错、事故等实际案例，揭示其中的道德问题，使受教育者理解不良护理行为的危害性，从而吸取教训，达到教育的目的。

4. 舆论扬抑法　健康的社会舆论可以为教育创造良好的氛围，教育者要注意营造并利用这种氛围，对好人好事加以褒奖，对不正之风予以鞭挞，使高尚的护理道德蔚然成风。提高护理人员履行道德义务的责任感，并使之养成良好的道德行为习惯。

5. 法制教育结合法　护理伦理教育必须与护理管理及法制教育相结合才能收到良好的效果。教育者要在伦理教育和业务培训中，加大有关法律法规及管理制度的宣传教育力度，使护理人员增强责任心，认真执行规章制度和技术规程，维护患者利益，杜绝差错事故的发生。

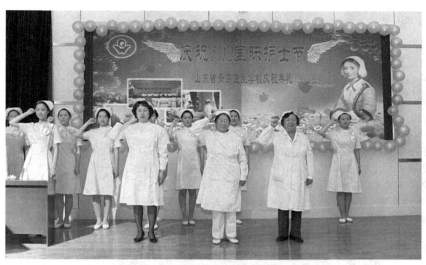

图 8-1　护理前辈带领护士集体宣誓

6. 参观学习与自我教育法　教育者应该让受教育者深入到社会的大课堂中去学习。通过参观学习别人的先进经验和好方法，激发自己的主动性、积极性和创造性。自觉学习理论，自我总结评价，不断提升自身的道德觉悟和水平。

考点：护理伦理教育的方法

护理伦理教育的各种方法都要注意以礼服人、以情动人、以形感人、以境育人，只有这样，才能收到良好的教育效果。

知识链接　"5·12"国际护士节与传灯授帽仪式

"5·12"国际护士节，是为纪念近代护理学和护理教育的创始人弗洛伦斯·南丁格尔（1820—1910 年）的诞辰日，于 1912 年由国际护士理事会设立的。基本宗旨是倡导和弘扬南丁格尔不畏艰险、甘于奉献、救死扶伤的精神；激励广大护士秉承传统，以"爱心、耐心、细心、责任心"对待患者，做好护理工作。每逢 5 月 12 日，中国很多医院、护校都会举行护士授帽仪式（图 8-2）：在南丁格尔像前，伴随着庄严乐曲，学生直跪在护理前辈面前；前辈为她们戴上圣洁的燕尾帽，并将点燃的红烛传递给她们；学生在南丁格尔像前直立宣誓。庄严神圣的仪式，可使学生感受护理工作的崇高与伟大，领悟责任和担当。

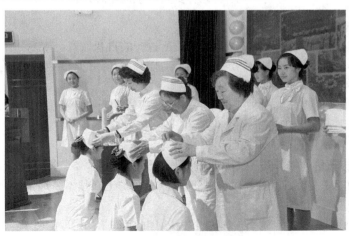

图 8-2　护理前辈传灯授帽仪式

第2节　护理伦理修养

　　李桂美是目前青岛市仍然在岗的最年长护士，已在护理岗位上奋斗了60多年。她是山东省第一位、青岛市唯一一位南丁格尔奖获得者（图8-3）。她20多年前就到了退休年龄，但她却坚守护理岗位，每天上班且不计报酬，担负着重要的院感监测工作；带领优秀团队"李桂美护理组"，承担着艾滋病、狂犬病等急危难险重的护理工作；为肝炎患者针灸治面瘫；亲自按摩为患者辅助排尿。她们以一流的护理水平和服务质量赢得了社会的尊重。

问题： 1．李桂美同志具有怎样的护理道德境界？

　　　　2．结合以上事例，谈谈如何提高护士的伦理修养？

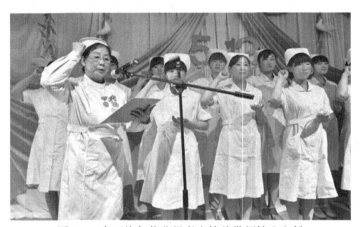

图8-3　南丁格尔奖获得者李桂美带领护士宣誓

　　护理伦理修养是护士通过自我修养进行的护理伦理活动，是护士道德品质培养的内在因素，也是护士道德面貌和道德水平的决定因素。

一、护理伦理修养的概念及特点

（一）护理伦理修养的概念

　　护理伦理修养是指护士为培养护理道德品质所进行的自我教育、自我陶冶和自我提高的行为过程，以及经过学习和实践的锻炼，形成的道德情操和所达到的道德境界和道德理想。

（二）护理伦理修养的特点

　　1．**自觉性**　护理伦理修养是护士的个人活动，须依靠个体的高度自觉来完成。同时，修养的过程存在着善与恶两种伦理道德观的斗争，需要护士发挥个体的主观能动性，自觉地改造自己的主观世界。这是护理伦理修养形成的关键。

　　2．**艰巨性**　护理伦理修养是一个长期而艰巨的过程，必须要坚持不懈、持之以恒，特别是在遇到困难和阻力时更要激流勇进。修养是没有终点的，护士必须不断地抵制非道德的不良行为，实现崇高的道德修养目标。

　　3．**实践性**　护理伦理问题产生于护理实践之中，因此，护士的护理伦理修养，是在长期的护理实践中，在同患者、其他医务人员和社会的实际关系中，经过自我锻炼、自我判断，逐步培养形成的。

二、护理伦理修养的目标

护士进行伦理修养，其目标是达到崇高的道德境界、树立崇高的道德理想。

（一）护理道德境界

护理道德境界是护士的道德修养能力及修养所达到的一定的觉悟水平和思想情操水平。由于护士个人的世界观、人生观和对社会价值的认知能力、意识、文化背景等方面存在差异，出现了以下不同层次的护理道德境界：

1. 自私自利的护理道德境界 这是极少数道德素质低劣的人的道德境界。处于这种境界的护士其护理行为的动机都是以个人的私利为转移，对患者的态度完全取决于个人获得利益的多少，把护理职业作为牟取个人名利的手段。这种人自私自利、拈轻怕重、败坏作风，影响恶劣。他们的行为往往既损害了患者的利益，又使护士形象受损，必须对其进行重点教育。

2. 先私后公的护理道德境界 具有这种境界的护理人员信奉"奉公守法""互惠互利"的原则。他们在工作中有一定的职业良心，但当个人利益和集体利益相矛盾时，常常要求集体利益服从个人利益；对个人得失斤斤计较，责任心和服务质量不稳定，时好时坏。处于这种境界的护士也必须及时对其进行教育。

3. 先公后私的护理道德境界 具有这种境界的护士构成了护理队伍的主体。他们能正确地处理个人与国家、集体的关系；以患者的利益为重，对工作认真负责；能够与其他医务工作者同舟共济、团结协作。他们虽也关心个人利益，但总能以大局为重，必要时能牺牲个人利益。他们经过进一步的教育和修养，能达到更高的护理道德境界。

4. 大公无私的护理道德境界 具有这种护理道德境界的护士具有全心全意为患者健康服务和为医学事业献身的精神。他们对工作非常负责，对技术精益求精，对患者充满热情，为了患者、集体和国家的利益，能够牺牲个人利益乃至生命。这是优秀护士追求的最高尚的道德境界，也是护理伦理修养的发展方向。

> 考点：护士追求的最高护理道德境界

以上四种不同的护理道德境界，是可以互相转化的。护士通过不断的教育和修养，可以使较低层次的护理道德境界上升到较高层次；反之，则会导致护理道德境界的下滑。

（二）护理道德理想

护理道德理想是护士在护理实践中形成的对未来所要达到的护理道德境界的向往和追求，是护士进行伦理修养的奋斗目标、动力源泉，也是护士完善道德品格的体现。

大公无私的护理道德境界是护士所追求的崇高的理想目标。因此，护士必须做好以下几个方面：

1. 热爱自己的职业 护理专业是医疗工作的重要组成部分，患者的救治和康复，离不开护士、医生和其他医务工作者的密切配合、互相协作。护理质量的优劣，关系到患者的家庭幸福和社会的安定。护理职业是平凡而崇高的职业，护士不可因世俗的偏见、误解而动摇自己的信念，要正确理解自身价值，树立献身护理事业的道德理想。

2. 为发展护理事业而奋斗 护理成为一门职业虽只有一百多年的历史，但护理事业发展迅速，特别是近几十年来，随着生物医学的进步、医学模式的转变，护理工作已进入全新的整体护理阶段，这给护理工作带来了新的课题和任务。因此，护士要适应职业需求，不断优化自身的专业知识结构，提高专业技能；刻苦钻研业务、自觉承担责任；以发展护理事业为己任，为人民群众的健康尽自己毕生的努力，这也是护理道德理想的重要内容。

3. 全心全意为人民健康服务 无私奉献和全心全意为人民服务是护士崇高道德境界的体

现。护士在履行护理职责和任务时，一定要树立"一切为了患者"的思想，毫不利己、专门利人，全心全意地做好自己的工作，努力达到大公无私的崇高护理道德境界，实现自己人生的价值和理想。

三、护理伦理修养的方法

护理实践和护理职业道德实践是护理伦理修养的根本途径。主要的护理伦理修养方法包括以下内容：

1. 理论学习法　护理伦理修养是将伦理理论、原则、规范转化为个人道德意识和行为的活动。护士进行修养的前提就是要掌握科学文化知识和护理伦理理论。有了正确的知识和理论，才能保证自己护理道德行为方向的正确性；才能提高自己观察问题和解决问题的能力，即学会做人做事。

2. 亲身实践法　实践是塑造良好的道德品质和达到高层次道德境界的根本途径。护理伦理修养来源于护理实践，又服务于护理实践。护士只有投身到全心全意为人民健康服务的护理实践中去，才能真正理解道德的内涵。护士只有通过护理实践，才能发现自己的道德缺陷或不足，才能积极地进行思想斗争，弥补或纠正这些问题，提高自己的道德品质。

考点：护理伦理修养的原动力

3. 内省法　护理伦理修养的过程中会受到外部物质条件和社会环境的影响，其效果如何关键在于护士的自觉性，护士在护理实践中只有脚踏实地进行自我锻炼和修养，勇于自我批评，保持自我的评判和选择能力，自觉坚持全心全意为患者服务的正确道德观，才能形成崇高的护理道德境界。因此，自觉性始终是护理道德修养的原动力。

4. 持之以恒法　护理伦理修养是一个长期的、渐进的过程，它贯穿于护理职业生活的始终。护士必须不断加强自我修炼，自觉地磨练出坚韧不拔的毅力，持之以恒地克服各种困难和挫折，才能真正培养出高尚的道德品质。同时护理伦理修养如逆水行舟，不进则退，必须持之以恒、坚持不懈，否则先进的护理人员，道德修养水平也会下降和倒退。

5. 慎独法　所谓"慎独"，就是指个人在独处、无人监督的时候，仍能坚守护理道德信念，自觉坚持道德原则，按道德规范行事。"慎独"既是道德修养的一种方法，也是道德修养所要达到的一种较高的精神境界。由于护士的工作内容和各项具体的护理操作，大多数情况下都是在独立的、无人监督的情况下进行的，护士能否谨慎负责地严守规章制度、一丝不苟地遵循操作规程，高质量地完成护理工作，主要靠"慎独"精神。因此，护理伦理修养必须坚持"慎独"修养的方法，不断提高护士的道德修养自觉性，使之达到较高的道德修养境界。

考点：慎独的概念

知识链接　　　　　　　　　　　慎　独

"慎独"一词是中国儒家思想的重要概念，也是儒家修行的最高境界，在国学经典《大学》和《中庸》中都有论述。东汉郑玄对《中庸》里"慎独"的注释为："慎其家居之所为。"现代《辞海》中对这句话的解释就是："在独处无人注意时，自己的行为也要谨慎不苟。"因此，品行高尚的人在别人看不见、听不到的时候，也要谨慎自己的言行，注重自己的品行和操守。

第3节　护理伦理评价

护理伦理评价是护理伦理活动的重要组成部分。它是护士在护理活动中根据一定的护理伦理规范去衡量、评价自己或他人的护理行为的"监视器"，也是护理道德关系的"调节器"。

一、护理伦理评价的概念、特点及作用

（一）护理伦理评价的概念

护理伦理评价是指在护理活动中，人们根据一定的护理伦理原则和规范，通过社会舆论、内心信念、传统习俗等方式，对护理人员言行所具有的道德价值做出的判断。它是护理伦理活动的重要组成部分。

护理伦理评价形式有两种：社会评价和自我评价。

知识链接   南丁格尔奖

南丁格尔奖是红十字国际委员会为表彰在护理事业中做出卓越贡献人员的最高荣誉奖。为纪念护士职业的创始人、现代护理教育奠基人弗洛伦斯·南丁格尔，在 1907 年设立该奖，1912 年在第 9 届国际红十字大会上首次颁发。该奖每 2 年颁发一次，给获奖者颁发奖章（图 8-4）和证书，男女护士和男女志愿护理工作人员均有机会获此荣誉。

（二）护理伦理评价的特点

1. 评价客体的限定性　护理伦理评价的客体（即评价的对象）是护理医务人员和护理医疗单位的职业行为。

2. 评价主体的广泛性　护理伦理评价的主体十分广泛，除了患者及其家属，还包括其他医务工作者和护理医疗单位、整个社会及护士自己。

3. 评价方式的非强制性　护理伦理评价属于道德评价的范畴，它是通过社会舆论的力量和内心信念的认同而起作用的，不具有法律的强制性。

4. 评价结果的明确性　在护理伦理评价活动中，凡是符合社会主义护理伦理基本原则和规范、有利于患者身心健

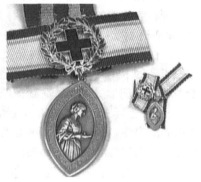

图 8-4　南丁格尔奖章

康和医学科学发展、有利于社会进步的行为，人们都对其肯定和赞赏；反之，则对其否定和谴责。

（三）护理伦理评价的作用

护理伦理评价在培养护理人员良好道德品质、提高护理质量、改善社会道德风尚等方面起着重要的作用。

1. 能判断护理行为与品质　道德标准就是善恶标准。凡是有利于患者、社会和护理科学发展的行为都是善的行为；反之，则是恶的行为。护士的护理行为一般都处于社会的监督之下，符合伦理规范的行为，社会则予以肯定，个人自我评价也会感到欣慰和愉悦；不符合护理伦理的行为则会受到社会的否定和责难，自身良心也会感到内疚和不安。因此，社会、个人共同对护理行为起监督和裁决作用。

2. 能培养优良护理职业道德品质　护理伦理评价在明确是非、善恶标准后，还要分析护理行为的目的和手段、动机与效果及其相互关系，护士能从中了解和判断自己护理行为的道德性，做到弃恶扬善，克服自身护理道德缺陷，达到更高的道德境界，从而逐渐养成个人的优良护理道德品质。而每位护理人员良好护理道德品质的养成能促进整个社会护理道德风尚的提高。

3．能促进护理伦理原则和规范的实践　护理伦理评价是护理伦理原则和规范转化为护理道德行为的重要"杠杆"。要使护理职业道德原则和规范变成护士的内心信念，实现从他律转向自律，必须通过护理伦理评价。只有通过评价护理人员的行为，他们才能进一步明确和强化护理工作中的善与恶、美与丑，才能按照护理伦理原则与规范的要求，自觉调节自己的言行，提高护理成效。因此，护理伦理评价的过程，就是向护士推行、宣传、灌输护理道德原则和规范的过程，也是护士接受道德要求的过程。

4．能推动护理科学和事业的发展　随着医学高新技术的广泛应用，新技术、新手段常常与传统的伦理道德相矛盾，带来许多伦理道德方面的新课题，如现代生殖技术、安乐死、器官移植、严重缺陷新生儿的处理、基因技术等都存在着一系列伦理难题。对这些技术手段带来的伦理道德问题予以解决，并做出正确的评价，必将推动护理科学和医药卫生事业的发展。

二、护理伦理评价的标准

护理伦理评价的标准，是指衡量护士行为的善恶及其社会效果优劣的尺度和依据。护理伦理评价的具体标准主要包括以下四个方面：

1．有利标准　①护理行为的效果是否有利于患者疾病的缓解、治疗和康复，这是评价和衡量护理行为善恶的最根本的标准。②护理医疗行为是否有利于人的健康长寿，是否有利于优生优育，是否有利于社会的可持续发展、人类生存环境的保护和改善，这是护理伦理评价的社会标准。例如，在对医院废水、废弃物品及化学、放射性物质进行处理时，护理人员和护理医疗单位既要考虑患者的卫生安全，又要有利于生态环境的保护和全人类的生存和发展。③护理行为是否有利于医学、护理学的发展，这是护理伦理评价的科学标准。

2．自主标准　自主权是患者的基本权利，也是护理伦理评价的重要标准。护理人员既要尊重患者的自主权及护患之间平等的人格权，患者也要尊重护理人员的职业自主权。所以，自主权是建立和谐护患关系的前提条件。

3．公正标准　公正是社会生活中最重要的道德原则，也是护理伦理评价的重要标准。要求护理人员在护理实践中对待患者和护理工作要一视同仁、公平公正。

4．互助标准　医学和护理科学的发展离不开医护人员之间的团结协作、多学科之间的协调配合。在实践中，各个科室、各个部门密切配合，医护工作者之间互相团结、支持，共同维护患者的利益，促进医学科学的发展。因此，互助也是进行护理伦理评价的重要标准。

以上四种评价标准是综合性的、辩证统一的整体。进行护理伦理评价时应四条标准结合起来考虑，这样才能对护理职业行为做出正确、客观、全面和科学的评价。

三、护理伦理评价的依据和方式

考点：护理伦理评价的依据

（一）护理伦理评价的依据

护理伦理评价的依据是护理行为，而行为总是在一定动机和目的的支配下采取相应手段进行的，并产生一定的效果。所以，动机与效果、目的与手段是评价护理人员行为的依据。

1．动机与效果　动机与效果的统一是护理伦理评价的重要依据。动机是护理人员进行护理行为活动的主观原因，效果则是客观结果，也是护理人员动机的最终实现。在护理人员的护理行为中，动机与效果是辩证统一的。但是，由于多种因素的影响和制约，有时动机和效果并不一致。这就要求进行护理伦理评价时，必须联系全部护理实践活动，将动机与效果联系起来分析，从实际出发，具体分析，才能做出准确、客观的道德判断。

2. 目的与手段 评判护理人员的行为时不仅要看其目的是否正确，还要看其是否选择了恰当的手段。目的决定手段，手段必须服从目的。在护理实践中，为确保护理目的与护理手段的统一，选择护理手段应遵循以下原则：①实事求是原则：应该从护理实践全过程出发，根据病情的发展变化选择医疗手段。②有效原则：根据护理目的所采用的护理手段必须是经过实践证明有效的，不允许把一些未经试验或尚处于试验阶段的药物随便使用到患者身上。③最佳原则：同一疾病应当选择最佳护理手段，即疗效最佳、痛苦最轻、安全度最高的护理手段。④社会效益原则：要求在选择护理手段时既要坚持社会效益第一，又要采取对患者负责的护理手段。

（二）护理伦理评价的方式

对护理人员的行为做出正确的善恶判断要采取以下三种基本方式：

1. 社会舆论 是人们依据一定的道德观念对护理行为发表的各种议论、意见和看法，是护理伦理评价最重要、最普遍的方式。一般具有正式舆论和非正式舆论两种方式。它们对人们的行为具有约束作用，一般能起到积极的导向作用。护理人员受到舆论赞扬，会激发他们的进取心；受到舆论谴责，会感到羞愧。但非正式舆论并非都是正确的。

2. 传统习俗 是人们在长期的社会生活过程中逐渐形成和沿袭下来的传统认识，习以为常的惯例、规范和道德风尚。其具有相对稳定性，是一种根深蒂固的习惯势力，它往往与民族特性、民族精神、民族心理交织在一起。传统习俗在护理伦理评价中有一定的约束力，但并不都是积极的。要具体分析，取其精华、去其糟粕，以建立社会主义道德风尚。

3. 内心信念 护理人员的内心信念是发自内心的对道德义务的真诚信仰和强烈的责任感，是构成护理道德品质的基本要素；也是护理道德行为最直接的内在动力和护理伦理评价的最基本方式。内心信念具有极强的稳定性，不受外界因素的干扰；它是深入到主体内心深处的道德意识，具有自觉性；它已升华为一种强烈的道德责任感，推动护理人员进行善恶评价和行为选择。同时，社会舆论和传统习俗在护理伦理评价中的作用，最终也是通过护理人员的内心信念体现出来的。

考点：护理伦理评价的方式

在护理伦理评价中，社会舆论、传统习俗和内心信念三种方式是紧密联系、相互影响的。社会舆论是现实的力量，具有广泛性；传统习俗是历史的力量，具有持久性；内心信念是自我的力量，具有深刻性。可见，这三种评价方式只有综合运用，才能使护理伦理评价发挥更好的作用。

小　结

本章论述了护理伦理教育的特点、过程和方法；阐明了护理伦理修养的方式和护士要追求的最高护理境界；明确了护士在护理实践中发挥"慎独"的精神，自觉地提高护士道德修养的重要性；指出了护理伦理评价是护理伦理原则和规范转化为护理道德行为，并促成护士良好的护理道德品质形成的关键。从而为学生在今后的护理实践中，提高护理质量、促成护理道德新风尚指明了方向。

自 测 题

A₁型题

1. 加强护理伦理教育的最终目标是（　　）
   A. 提高护理道德认知
   B. 自我反省
   C. 养成护理道德行为习惯
   D. 锻炼护理道德意志
   E. 培养护理道德情感

2. 护理伦理修养的根本途径和方法是（　　）
   A. 自我批评　　B. 护理道德教育
   C. 护理实践　　D. 护理道德管理

E. 接受患者监督

3. 慎独的根本性的首要要求是（　　　）

A. 无人监督时注意不违背护理道德

B. 别人无法监督时注意不违背护理道德

C. 有错误思想干扰时注意加以抵制

D. 坚持从点滴小事做起

E. 坚持护理道德修养的高度自觉性、坚定性、一贯性

4. 关于护理伦理修养的特点，下列正确的是（　　　）

A. 普遍性　　　B. 艰巨性

C. 特殊性　　　D. 全面性

E. 专业性

5. 护理道德评价的依据是（　　　）

A. 动机与效果、目的与手段

B. 社会舆论与传统习俗

C. 服务态度与服务质量

D. 经济效益与社会效益

E. 内心信念与社会舆论

6. 不属于护理伦理修养的方法是（　　　）

A. 理论学习法　　B. 内省法

C. 持之以恒法　　D. 案例分析法

E. 慎独法

7. 护理伦理评价包括两种类型，一种是社会评价，另一种是（　　　）

A. 自我评价　　B. 科学评价

C. 人文评价　　D. 价值评价

E. 舆论评价

8. 属于护理道德最高层次的道德境界是（　　　）

A. 极端自私的道德境界

B. 先私后公的道德境界

C. 先公后私的道德境界

D. 大公无私的道德境界

E. 无私无畏的道德境界

9. 护理伦理修养的首要特点是（　　　）

A. 自觉、自律

B. 内在性

C. 主要由学校教育来实施

D. 长期性与渐进性

E. 职业性与综合性

A₃型题

（10～12题共用题干）

婴儿室值班护士给两名出生4天的新生儿喂奶，因为嫌婴儿吃完奶后啼哭不止，她将两婴儿相继翻过身来，俯卧姿势放置床上，然后去忙其他事情了，45分钟后才想起此事，急忙返回查看，但两婴儿已面色青紫、呼吸停止。虽报告值班医生抢救，但仍导致婴儿死亡。

10. 这一事例反映出该护士的护理道德境界是（　　　）

A. 先公后私　　B. 大公无私

C. 极端自私　　D. 先私后公

E. 以上都不对

11. 这一事例说明在护理实践中，护理人员应具备的高尚道德修养和道德境界是（　　　）

A. 尊重　　　B. 公正

C. 同情　　　D. 慎独

E. 正直

12. 这一事例说明培养护士良好的道德品质非常重要，以下哪种方法不是培养护理伦理修养的方法（　　　）

A. 理论学习法　　B. 内省法

C. 亲身实践法　　D. 积极疏导法

E. 慎独法

（庞红梅）

第 9 章

执业护士管理法律制度

护理工作是医疗卫生工作的重要组成部分，与人的健康和生命安全息息相关。随着社会经济的发展、医学技术的不断进步及健康需求的日益提高，护理人员数量的需求也在日益增加。截至2018 年 5 月，我国注册护士总数超过 380 万人。如何规范护理人员合法执业、维护他们的合法权益不受侵犯，是卫生法律法规的重要议题。

案例 9-1

2011 年 7 月，曲某毕业于山东省某卫生学校普通全日制护理专业（学制 3 年），当年参加全国护士执业资格考试，成绩合格，取得护士专业技术资格证书及考试成绩合格证明。因母亲在美国定居，遂于第二年赴美国留学。2016 年曲某回国，拟参加国内医疗机构的护士职位的招聘考试。申请报名时，医疗机构以不具备护士执业资格为由不予接纳。

问题： 1. 曲某是法律认同的"护士"吗？她为什么不被接纳报名？

　　　　2. 曲某需如何做才能具备护士执业资格？

第 1 节　护士管理法律制度概述

一、护士的概念及执业立法的目的

（一）护士的概念

护士是指经执业注册，取得护士执业证书，依照《护士条例》规定从事护理活动，履行保护生命、减轻痛苦、增进健康职责的卫生技术人员。

（二）护士执业立法的目的

护士执业立法的目的是维护护士的合法权益，规范护理行为，促进护理事业的发展，保障医疗安全和人体健康。

二、我国护士执业立法现状

作为护士执业的法律规范，1993 年卫生部颁布了《中华人民共和国护士管理办法》，并自 1994 年 1 月 1 日起实施。它确立了两个制度：护士执业资格考试制度和护士执业许可制度。它的颁布，对我国护理事业的发展起了很大的促进作用。但是随着社会经济和医疗事业的不断发展，又出现了许多新问题，亟待更好地解决。2008 年 1 月 23 日国务院第 206 次常务会议通过了《护士条例》，自 2008 年 5 月 12 日起施行。此条例涉及执业注册、权利义务、医疗卫生机构的职责、法律责任等内容，是我国第一部保障护士合法权益、规范护士护理行为、促进护理事业健康发展的法律制度。2008 年 5 月 4 日，卫生部部务会议又讨论通过了《护士执业注册管理办法》，并于 2008 年 5 月 12 日起实施。2010 年 5 月，卫生部、人力资源社会保障部发布第 74 号令，于 2010 年 7 月 1 日起实施《护士执业资格考试办法》。至此，我国的护理工作走上了有法可依、依法管理的轨道。

第2节 护士执业资格考试和注册管理制度

一、护士执业资格考试管理制度

《护士执业资格考试办法》规定，国务院卫生主管部门负责组织实施护士执业资格考试。该考试遵循公平、公开、公正的原则；实行国家统一考试制度、统一考试大纲、统一命题、统一合格标准；原则上每年举行一次，具体考试日期在举行考试3个月前向社会公布。

（一）护士执业资格考试的概念

《护士执业资格考试办法》规定，国家护士执业资格考试是评价申请者是否具备执业所需的护理专业知识与工作能力的考试。考试成绩合格者，可申请护士执业注册。

（二）护士执业资格考试与初级（士）专业技术职务考试合二为一

护士执业资格考试与初级（士）专业技术职务考试合并为一次考试，成绩合格者，可取得护士执业资格考试成绩合格证明，同时可获得护理初级（士）专业技术资格证书（图9-1）。

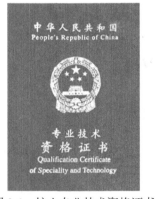

图9-1 护士专业技术资格证书

对于不同学历层次的人员，《护士执业资格考试办法》有不同的规定：

1. 具有护理、助产专业中专和大专学历的人员，参加护士执业资格考试并成绩合格，可取得护理初级（士）专业技术资格证书；护理初级（师）专业技术资格按照有关规定，通过参加全国卫生专业技术资格考试取得。

2. 具有护理、助产专业本科学历的人员，参加护士执业资格考试并成绩合格，可取得护理初级（士）专业技术资格证书；在达到《卫生技术人员职务试行条例》规定的护师专业技术职务资格年限后，可直接聘任护师专业技术职务。

知识链接 护士职称简介

我国护士职业的职称一般分为护士、护师、主管护师、副主任护师、主任护师五个种类，其又可归类为初、中、高三个级别。初级包括护士、护师；中级包括主管护师；高级包括副主任护师、主任护师。《护士条例》中定义的护士是依法注册、取得护士执业证书的卫生技术人员，可以是以上任何职称护理人员的统称。护士的初、中级职称通过考试取得，高级职称通过评审的方式取得。具有护理、助产专业本科以上学历的人员，取得护士初级专业技术资格后，达到《卫生技术人员职务试行条例》规定的护师专业技术职务资格年限的，可直接聘任护师专业技术职务。

（三）考试的申请报考条件和报考程序

1. 考试的申请报考条件　申请参加考试的人员需要满足以下条件：①具有完全民事行为能力；②在中等职业学校、高等学校完成国务院教育主管部门和国务院卫生主管部门规定的普通全日制3年以上的护理、助产专业课程学习，包括在教学、综合医院完成8个月以上护理临床实习，并取得相应学历证书的；③符合国务院卫生主管部门规定的健康标准。

考点：护士执业资格考试的申报条件

2．报考程序

（1）网上报名：全国护士执业资格考试采用网上报名，考生可具体按照每年由全国护士执业资格考试委员会办公室下发的通知要求，参照网上报名流程和网上报名操作手册，在规定报名时间内进行申报。

（2）现场确认及缴费：考生在规定的时间内，持打印的××××年护士执业资格考试报名申请表，按照所在考点的具体要求，进行现场报名及资格审核。考生需携带申报表至所在单位或档案存放单位审查盖章，提交书面报名材料并确认个人报名信息、签字、缴纳考试费。

需提交的报名材料：

1）护士执业资格考试报名申请表。

2）本人身份证明及复印件（一律用二代身份证报名，身份证丢失的可到户籍所在地开具带照片的户籍证明或办理临时身份证）。

3）近 6 个月二寸免冠正面半身照片 3 张。

4）本人毕业证书。

5）在教学、综合医院完成 8 个月以上护理临床实习报告的原件及复印件。

6）报考所需的其他材料（各省、市、自治区规定有所不同）。

申请人为在校应届毕业生的，应当持有所在学校出具的应届毕业生证明，到学校所在地的考点报名，学校也可以为本校应届毕业生办理集体报名手续；申请人为非应届毕业生的，可以选择到人事档案所在地卫生行政部门报名。

（四）考试内容及考试形式

1．考试内容　护士执业资格考试包括专业实务和实践能力两个科目。一次考试通过两个科目为考试成绩合格。

2．考试形式　为加强对考生实践能力的考核，2018 年护士执业资格考试全面实施"人机对话"考试方式。考试时间一般为 3 天，每半天为一个轮次，分为 6 轮依次进行。考生将被随机分配至其中一个轮次参加考试，专业实务和实践能力两个科目的考试时间间隔为 45 分钟，每人的具体考试时间以准考证为准。

知识链接　　　　"人机对话"与护士执业资格考试

"人机对话"考试就是借助计算机及网络技术，根据考试设计的需求，有针对性地进行命题、组卷、考试，并实现考试结果计算机自动评判或人工辅助评判的考试评价实践过程。简单来说，对于考生而言，该考试就是试卷在计算机上呈现，考生通过鼠标或键盘选择答案，取代了传统的纸笔考试在答题卡上填涂答案。护士执业资格考试采用这种方式，试题均为客观题，题量为 120 问，采用 A_1/A_2、A_3/A_4 型试题，每个科目考试时间均为 100 分钟，考试结束采用计算机统一评分。

二、护士执业资格注册管理制度

为严格保障护理工作的正常开展，我国实行护士执业注册制度。《护士执业注册管理办法》规定，护士经执业注册取得护士执业证书后，方可按照注册的执业地点从事护理工作；未经注册取得护士执业证书者，不得从事诊疗技术规范规定的护理活动。

考点：护士执业注册的条件

（一）首次注册

1．申请护士执业注册的条件

（1）具有完全民事行为能力。

（2）在中等职业学校、高等学校完成国务院教育主管部门和卫生主管部门规定的普通全日制3年以上的护理、助产专业课程学习，包括在教学、综合医院完成8个月以上护理临床实习，并取得相应学历证书。

（3）通过国务院卫生主管部门组织的护士执业资格考试。

（4）符合国务院卫生主管部门规定的健康标准。

2．申请注册应当符合的健康标准

（1）无精神病史。

（2）无色盲、色弱、双耳听力障碍。

（3）无影响履行护士职责的疾病、残疾或者功能障碍。

3．申请注册应提交的材料

（1）护士执业注册申请审核表。

（2）申请人身份证明。

（3）申请人学历证书及专业学习中的临床实习证明。

（4）护士执业资格考试成绩合格证明。

（5）省、自治区、直辖市人民政府卫生行政部门指定的医疗机构出具的6个月内健康体检证明。

（6）医疗卫生机构拟聘用的相关材料。

4．申请护士执业注册的期限　护士执业注册申请，应当自通过护士执业资格考试之日起3年内提出；逾期提出申请的，除具备规定条件外，还应当提交在省、自治区、直辖市人民政府卫生行政部门规定的医疗机构接受3个月临床护理培训并考核合格的证明。

考点：护士执业注册的有效期

5．护士执业注册有效期　2008年卫生部发布的《护士执业注册管理办法》规定，护士执业注册的有效期为5年。

6．港澳台地区人员注册　《护士执业注册管理办法》规定，在内地完成护理、助产专业学习的香港、澳门特别行政区及台湾地区人员，符合卫生部《护士执业注册管理办法》规定的有关注册的条件、健康标准并按要求提交相关资料的，可以申请护士执业注册。

《护士执业注册管理办法》规定，卫生主管部门应当自收到申请之日起20个工作日内做出决定，对具备《护士条例》规定条件的，准予注册，并发给护士执业证书（图9-2）；对不具备规定条件的，不予注册，并书面说明理由。护士执业证书上应当注明护士的姓名、性别、出生日期等个人信息及证书编号、注册日期和执业地点。

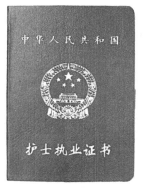

图9-2　护士执业证书

（二）延续注册

《护士执业注册管理办法》规定，护士执业注册有效期届满需要继续执业的，应当在有效期届满前30日，向原注册部门申请延续注册。护士申请延续注册，应当提交下列材料：

1．护士延续注册申请审核表。

2．申请人的护士执业证书。

3．省、自治区、直辖市人民政府卫生行政部门指定的医疗机构出具的申请人6个月内的健康体检证明。

注册部门自受理延续注册申请之日起20日内进行审核。审核合格的，予以延续注册。有下列情形之一的，不予延续注册：

1．不符合健康标准的。

2．被处暂停执业活动处罚期限未满的。

（三）变更注册

《护士执业注册管理办法》规定，护士在其执业注册有效期内变更执业地点等注册项目，应当办理变更注册。但承担卫生行政部门交办或者批准的任务及履行医疗卫生机构职责的护理活动包括经医疗卫生机构批准的进修、学术交流等除外。

变更注册，需提交下列材料：

1．护士变更注册申请审核表。

2．申请人的护士执业证书。

注册部门应当自受理之日起 7 个工作日内为其办理变更手续。

护士跨省、自治区、直辖市变更执业地点的，收到报告的注册部门还应当向其原执业地注册部门通报。省、自治区、直辖市人民政府卫生行政部门应当通过护士执业注册信息系统，为护士变更注册提供便利。

考点：护士如何变更注册

（四）重新注册

《护士执业注册管理办法》规定，有下列情形之一的，拟在医疗机构执业时，应当重新申请注册：

1．注册有效期届满未延续注册的。

2．受吊销护士执业证书处罚，自吊销之日起满 2 年的。

重新申请注册的，按照申请护士执业注册规定提交材料；中断护理执业活动超过 3 年的，还应当提交在省、自治区、直辖市人民政府卫生行政部门规定的教学、综合医院接受 3 个月临床护理培训并考核合格的证明。

考点：如何重新申请注册

（五）注销注册

依据《护士执业注册管理办法》，护士执业注册后有下列情形之一的，原注册部门办理注销执业注册：

1．注册有效期届满未延续注册。

2．受吊销护士执业证书处罚。

3．护士死亡或者丧失民事行为能力。

（六）建立护士执业记录

《护士条例》规定，县级以上地方人民政府卫生主管部门应当建立本行政区域的护士执业良好记录和不良记录，并将该记录记入护士执业信息系统。

第 3 节　执业护士的权利和义务

案例 9-2

2014 年 2 月 24 日晚，某市口腔医院一名医生朱某和一名护士陈某，因安排住院床位问题被患者董某的父母殴打，朱医生被挠伤，陈护士被打致脊髓损伤、心包积液、胸腔积液。

问题： 1．护士在执业活动中享有什么权利？

　　　　2．殴打陈护士的夫妇应承担什么法律责任？

一、执业护士的权利

护士的权利是指护士在执业活动中依法享有的权利和应获得的利益。《护士条例》规定，护士执业权利主要有下列内容：

（一）获得劳动报酬的权利

护士有按照国家有关规定获取工资报酬、享受福利待遇、参加社会保险的权利。任何单位或者个人不得克扣护士工资，降低或者取消护士福利等待遇。这是执业护士最基本的权利。

（二）获得劳动保护的权利

护士有获得与其所从事的护理工作相适应的卫生防护、医疗保健服务的权利。从事直接接触有毒有害物质、有感染传染病危险工作的护士，有依照有关法律、行政法规的规定接受职业健康监护的权利；患职业病的，有依照有关法律、行政法规的规定获得赔偿的权利。

（三）取得相关职称及学习科研的权利

护士有按照国家有关规定获得与其业务能力和学术水平相应的专业技术职务、职称的权利；有参加专业培训、从事学术研究和交流、参加行业协会和专业学术团体的权利。

（四）获得业务信息资料的权利

护士有获得疾病诊疗、护理相关信息和其他与履行护理职责相关信息资料的权利。

（五）提出意见和建议的权利

护士可以对医疗卫生机构和卫生主管部门的工作提出意见和建议。

（六）与履行护理职责相关的其他权利

护士有获得与履行护理职责相关的其他权利。

（七）享有获得表彰、奖励的权利

国务院有关部门对在护理工作中做出杰出贡献的护士，应当授予全国卫生系统先进工作者荣誉称号或颁发白求恩奖章，受到表彰、奖励的护士享受省部级劳动模范、先进工作者待遇；对长期从事护理工作的护士应当颁发荣誉证书。

考点：执业护士的权利

（八）享有人格尊严和人身权利不受侵犯的权利

护士在执业过程中，尤其是在给患者提供护理服务时，其人格尊严、人身和财产的安全受法律保护，任何人不得侵犯。

知识链接　　　　　　　　　　白求恩奖章

白求恩奖章（图9-3）是1991年卫生部第14号部长令发布的《全国卫生系统荣誉称号暂行规定》中设置的荣誉称号，由人事部、卫生部共同颁发。以著名国际人道主义医生白求恩名字命名，旨在表彰在医疗卫生战线上做出突出贡献的医疗卫生工作者。受到表彰、奖励的人员享受省部级劳动模范、先进工作者待遇。

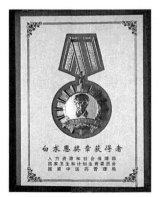

图9-3　白求恩奖章

二、执业护士的义务

（一）遵章守法、依法执业的义务

护士执业，应当遵守法律、法规、规章和诊疗技术规范的规定。

（二）告知和提醒医生的义务

护士在执业活动中，发现患者病情危急，应当立即通知医师；发现医嘱违反法律、法规、规章或者诊疗技术规范规定的，应当及时向开具医嘱的医师提出；必要时，应当向该医师所在科室的负责人或者医疗卫生机构负责医疗服务管理的人员报告。

（三）先行施救的义务

护士在紧急情况下为抢救垂危患者生命，应当先行实施必要的紧急救护。

（四）尊重关爱患者和保护患者隐私的义务

护士应当尊重、关心、爱护患者，保护患者的隐私。

（五）参与公共卫生和疾病预防控制工作的义务

护士有义务参与公共卫生和疾病预防控制工作。发生自然灾害、公共卫生事件等严重威胁公众生命健康的突发事件，护士应当服从县级以上人民政府卫生主管部门或者所在医疗卫生机构的安排，参加医疗救护。

考点:执业护士的义务

第4节 法律责任

《护士条例》和《护士执业注册管理办法》针对不同的主体规定了相应的法律责任，主要包括行政责任和刑事责任。

一、卫生行政部门工作人员的责任

（一）违反《护士条例》的责任

卫生主管部门的工作人员未依照《护士条例》规定履行职责，在护士监督管理工作中滥用职权、徇私舞弊，或者有其他失职、渎职行为的，依法给予处分；构成犯罪的，依法追究刑事责任。

（二）违规办理注册手续的责任

《护士执业注册管理办法》规定，卫生行政部门实施护士执业注册，有下列情形之一的，由其上级卫生行政部门或者监察机关责令改正，对直接负责的主管人员或者其他直接责任人员依法给予行政处分：

1. 对不符合护士执业注册条件者准予护士执业注册的。
2. 对符合护士执业注册条件者不予护士执业注册的。

二、医疗卫生机构的法律责任

（一）不按规定配备和聘用护士的责任

医疗卫生机构有下列情形之一的，由县级以上地方人民政府卫生主管部门依据职责分工责令限期改正，给予警告；逾期不改正的，根据国务院卫生主管部门规定的护士配备标准和在医疗卫生机构合法执业的护士数量核减其诊疗科目，或者暂停其6个月以上1年以下执业活动；国家举办的医疗卫生机构有下列情形之一、情节严重的，还应当对负有责任的主管人员和其他直接责任人员依法给予处分：

1. 违反《护士条例》规定，护士的配备数量低于国务院卫生主管部门规定的护士配备标准的。
2. 允许未取得护士执业证书的人员或者允许未依照《护士条例》规定办理执业地点变更手续、延续执业注册有效期的护士在本机构从事诊疗技术规范规定的护理活动的。

（二）不按规定落实护士待遇的责任

医疗卫生机构有下列情形之一的，依照有关法律、行政法规的规定给予处罚；国家举办的医疗卫生机构有下列情形之一、情节严重的，还应当对负有责任的主管人员和其他直接责任人员依法给予处分：

1. 未执行国家有关工资、福利待遇等规定的。

2. 对在本机构从事护理工作的护士，未按照国家有关规定足额缴纳社会保险费用的。

3. 未为护士提供卫生防护用品，或者未采取有效的卫生防护措施、医疗保健措施的。

4. 对在艰苦边远地区工作，或者从事直接接触有毒有害物质、有感染传染病危险工作的护士，未按照国家有关规定给予津贴的。

（三）不按规定培训管理护士的责任

医疗卫生机构有下列情形之一的，由县级以上地方人民政府卫生主管部门依据职责分工责令限期改正，给予警告：

1. 未制定、实施本机构护士在职培训计划或者未保证护士接受培训的。

2. 未依照《护士条例》规定履行护士管理职责的。

三、护士的法律责任

（一）不履行规定义务的责任

护士在执业活动中有下列情形之一的，由县级以上地方人民政府卫生主管部门依据职责分工责令改正，给予警告；情节严重的，暂停其6个月以上1年以下执业活动，直至由原发证部门吊销其护士执业证书：

1. 发现患者病情危急未立即通知医师的。

2. 发现医嘱违反法律、法规、规章或者诊疗技术规范的规定，未依照《护士条例》第十七条的规定提出或者报告的。

3. 泄露患者隐私的。

4. 发生自然灾害、公共卫生事件等严重威胁公众生命健康的突发事件，不服从安排参加医疗救护的。

护士被吊销执业证书的，自执业证书被吊销之日起2年内不得申请执业注册。

（二）造成医疗事故的责任

《护士条例》规定，护士在执业活动中造成医疗事故的，依照医疗事故处理的有关规定承担法律责任。《医疗事故处理条例》规定，对负有责任的医务人员依照《中华人民共和国刑法》关于医疗事故罪的规定，依法追究刑事责任；尚不够刑事处罚的，依法给予行政处分或纪律处分。卫生行政部门可以责令暂停6个月以上1年以下执业活动；情节严重的吊销执业证书。

（三）违规办理护士执业注册手续的责任

《护士执业注册管理办法》规定，护士执业申请人隐瞒有关情况或者提供虚假材料申请护士执业注册的，卫生行政部门不予受理或者不予护士执业注册，并给予警告；已经注册的，应当撤销注册。

四、社会其他人员的法律责任

扰乱医疗秩序，阻碍护士依法开展执业活动，侮辱、威胁、殴打护士，或者有其他侵犯护士合法权益行为的，由公安机关依照《中华人民共和国治安管理处罚法》的规定给予处罚；构成犯罪的，依法追究刑事责任。

小　结

本章重点介绍了我国现有的对执业护士管理的相关法律法规，明确了护士的概念，以及如何获得护士执业资格的过程。详述了护士执业资格考试及注册的法律规范；阐明了护士在执业过程中享有的权利和应尽的义务；以及违反执业护士管理法律法规应担负的法律责任。本章所讲述的法律法规即是护士应掌握的执业资格准入制度，也是规范护理行为、提高护理质量、保障人民健康、促进护理事业健康发展的保障制度。因此，学会并掌握本章知识，对护理学生今后的工作和发展都有深远的意义。

自测题

A₁ 型题

1. 以下可以作为报考护士执业资格考试的学历证书是（　　）
   - A. 成人高等学校全日制护理专业专升本毕业证书
   - B. 普通中等专业学校 3 年制全日制普通中专毕业证书
   - C. 普通高等学校夜大护理专业大专毕业证书
   - D. 高等教育自学考试护理专业本科毕业证书
   - E. 国家承认学历的护理专业毕业证书

2. 护士执业注册的有效期为（　　）
   - A. 2 年　　　　　　B. 3 年
   - C. 8 年　　　　　　D. 10 年
   - E. 5 年

3. 申请注册的护理专业毕业生，应在教学或综合医院完成临床实习，其时限至少为（　　）
   - A. 8 个月　　　　　B. 6 个月
   - C. 10 个月　　　　 D. 12 个月
   - E. 3 个月

4. 护士执业证书由以下哪个部门颁发（　　）
   - A. 中央人民政府
   - B. 中央人民政府卫生主管部门
   - C. 省、自治区、直辖市人民政府
   - D. 省、自治区、直辖市人民政府卫生主管部门
   - E. 省、自治区、直辖市人民政府工商管理部门

5. 以下属于护士权利的是（　　）
   - A. 遵守法律、法规、规章和诊疗技术规范的规定
   - B. 保护患者隐私

   - C. 在紧急情况下为抢救垂危患者生命，先行实施必要的紧急救护
   - D. 发现患者病情危急，立即通知医生
   - E. 对医疗卫生机构和卫生主管部门的工作提出意见和建议

6. 下列哪种是护士在执业活动中可不受县级以上地方人民政府卫生主管部门行政处罚的情形（　　）
   - A. 发现患者病情危重未立即通知医师
   - B. 泄露患者隐私
   - C. 发现医嘱违反诊疗技术规范的规定仍予执行
   - D. 发生自然灾害等严重威胁公众生命健康的突发事件，不服从安排参加医疗救护
   - E. 发现医嘱违反法律、法规、规章或者诊疗技术规范的规定，未依照有关规定提出或报告

A₂ 题型

7. 某护士原在 A 省执业注册，因工作调动变更执业注册到 B 省，后又变更调动到 C 省，当其需要注册延续时，应向以下哪个部门申请（　　）
   - A. A 省卫生健康委员会
   - B. B 省卫生健康委员会
   - C. C 省卫生健康委员会
   - D. A 省和 C 省卫生健康委员会
   - E. A、B、C 任一省卫生健康委员会均可

A₃ 型题

（8～10 题共用题干）

张某 2003 年 7 月毕业于山东省某卫生学校普通全日制护理专业（学制 3 年），2006 年 5 月通过护士执业资格考试，2008 年 5 月在家乡所在地办理了执业注册，2011 年 11 月因符合

军属随军安置条件，遂辞职从家乡拟进入部队所在地第二人民医院从事护理工作。

8. 张某如果需要进入部队所在地第二人民医院继续执业，要办理何种手续（　　）

A. 执业注册手续　　B. 首次注册手续

C. 变更注册手续　　D. 延续注册手续

E. 重新注册手续

9. 张某参加的护士执业资格考试，不需要提供以下哪个材料（　　）

A. 护士执业资格考试报名申请表

B. 在山东省学校的成绩单

C. 近6个月二寸免冠正面半身照片3张

D. 本人毕业证书

E. 本人身份证明

10. 张某如果不随军安置，仍在家乡医院从事护理工作，她需要在哪个时间前30日，向原注册部门申请延续注册（　　）

A. 2013 年 5 月　　B. 2012 年 11 月

C. 2011 年 5 月　　D. 2009 年 5 月

E. 2007 年 11 月

（庞红梅）

第10章　医疗事故法律制度

护理人员的工作责任是帮助患者恢复健康和减轻痛苦，然而医护工作中存在很多医疗损害，究竟什么样的损害属于医疗事故，法律对医疗事故是如何界定和处理的？通过本章的学习，我们可了解这些内容。

第1节　医疗事故概述

案例10-1

王某，女，2011年（25岁）于A医院接受剖官产手术，主刀医生为B医生。王某离开医院后身体一直不舒服，无法参加劳动，最终体检时发现王某子宫内遗留了一块纱布。

问题：1. 此案例中的情形是否构成医疗事故？
　　　2. 如果构成医疗事故，责任应由哪个机构或个人承担？

一、医疗事故的概念及构成要件

（一）医疗事故的概念

医疗事故是指医疗机构及其医务人员在医疗活动中，违反医疗卫生管理法律、行政法规、部门规章和诊疗护理规范、常规，过失造成患者人身损害的事故。

（二）医疗事故的构成要件

1. 医疗事故的行为主体只能是医疗机构及其医务人员。医疗机构是指依照《医疗机构管理条例》规定取得医疗机构执业许可证的机构。医疗机构类别分为：①综合医院、中医医院、中西医结合医院、民族医院、专科医院、康复医院；②妇幼保健院；③中心卫生院、乡（镇）卫生院、街道卫生院；④疗养院；⑤综合门诊部、专科门诊部、中医门诊部、中西医结合门诊部、民族医门诊部；⑥诊所、中医诊所、民族医诊所、卫生所、医务室、卫生保健所、卫生站；⑦村卫生室（所）；⑧急救中心、急救站；⑨临床检验中心；⑩专科疾病防治院、专科疾病防治所、专科疾病防治站等。考点：医疗机构的分类

医务人员又称为卫生技术人员，划分为医、药、护、技4类：①医疗、预防、保健人员。②中药、西药人员。③护理人员。④其他卫生技术人员。未取得医生执业资格的人员不是医务人员，其非法行医，如果情节严重，可能构成非法行医罪。

2. 医疗事故发生在医疗活动中。医疗活动是指医疗机构及医务人员借助其医学知识、专业技术、仪器设备及药物等手段，为患者提供的紧急救治、检查、诊断、治疗，保健医疗美容及为此服务的后期和管理等维护患者健康所必需的活动总和。医疗美容是指使用药物及技术，通过物理和其他损伤性或侵入性手段进行的美容，这里需要注意的是，医师等医务人员不在医疗机构行医造成就诊人员损害（如医师未经许可在家行医导致纠纷），不按医疗事故处理，而认定为非法行医，按无照行医从严处理。

3. 医疗行为必须违反了医疗卫生管理法律、行政法规、部门规章和诊疗护理规范、常规。《医疗事故处理条例》中，"违反医疗卫生管理法律、行政法规、部门规章和诊疗护理规范"的规定，既可以在大多数时候作为推定医疗机构及其医务人员的行为是否具有过失的标准，即产生举

证责任倒置（医疗机构或医务人员必须反证自己没有过失）的效果，也是对医疗事故行为必须具有违法性的要求。常见医疗卫生管理法律法规有：①医疗卫生管理法律包括《中华人民共和国执业医师法》《中华人民共和国药品管理法》等。②医疗卫生管理行政法规包括《医疗事故处理条例》《医疗机构管理条例》《制剂管理条例》等。③医疗卫生管理部门规章包括《医疗事故处理条例实施细则》《医疗机构管理条例实施细则》等。④诊疗护理规范、常规，是指基于维护公民生命健康权的原因，在总结以往科学和技术成果基础上，对医疗过程的定义和所应用的技术的规范或指南。

4. 医疗机构及其医务人员主观上具有过失。医疗机构及其医务人员对损害的发生具有主观上的过失，正是作为现代侵权法基本归责原则的过错责任的要求。而且医疗事故只能由过失造成，故意行为不构成医疗事故。

5. 造成患者人身损害。造成患者人身损害是指医疗机构及其医务人员在医疗活动中侵害患者身体，对患者生命权、健康所造成的损害。根据现代侵权法理论，侵权行为损害赔偿请求权以实际损害作为成立要件，只有发生了损害，才能请求赔偿。如果没有损害则无赔偿，因此，造成患者人身损害是医疗事故民事责任损害赔偿请求权成立的要件。

6. 医疗机构及其医务人员的不法行为与患者遭受的损害之间具有因果关系。因果关系是任何一种法律责任的构成要件。现代法治基本原则的责任自负原则要求任何人对自己的行为或自己控制下的人或物的行为负责，只要医疗机构及其医务人员的不良行为造成患者人身损害，就应当承担法律责任。

考点：卫生法规关于医疗侵权举证责任倒置的规定

（三）医疗机构的举证责任倒置制度

根据最高人民法院在《民事诉讼证据的若干规定》第四条第八项规定："因医疗行为引起的侵权诉讼，由医疗机构就医疗行为与损害结果之间不存在因果关系及不存在医疗过错承担举证责任。"由此可知我国医疗侵权诉讼中采取的是举证责任倒置的原则，即由医疗机构承担如下举证责任：第一，患者的损害结果与医疗行为之间不存在因果关系；第二，医疗机构不存在过错。

二、医疗事故的分级制度

根据《医疗事故处理条例》的规定，将医疗事故分为四级。

医疗事故等级的科学划分，有利于正确处理医疗事故争议，保护患者和医疗机构及其医务人员的合法权益，它是专家鉴定组在进行医疗事故技术鉴定，卫生行政部门在判定重大医疗过失行为是否为医疗事故或医疗事故争议双方当事人在协商解决医疗事故争议时所依据的标准。在这一标准中，医疗事故一级乙等到三级戊等对应伤残等级一至十级。其中，一级医疗事故系指造成患者死亡、重度残疾。二级医疗事故系指造成患者中度残疾，组织器官损伤导致严重功能障碍。三级医疗事故系指造成患者轻度残疾、器官组织损伤导致一般功能障碍。四级医疗事故系指造成患者明显人身损害的其他后果的医疗事故。

三、与医疗事故易混淆的概念的比较

《医疗事故处理条例》对于医疗事故概念的界定使得医疗事故的概念在我国法律上具有特定的意义，其范围有着严格的规定。在日常生活中，有一些同医疗事故相近似的概念，如医疗意外、医疗纠纷等，人们往往容易把这些概念同医疗事故相混淆，正确理解这些概念同医疗事故的异同点有利于更好地理解医疗事故，也有利于实践中对医疗事故的认定。

（一）医疗意外与医疗事故

《医疗事故处理条例》第三十三条第二、三项规定的"在医疗活动中由于患者病情异常或者患者体质特殊而发生医疗意外的""在现有医学科学技术条件下，发生无法预料或者不能防范的不良后果的"都属于医疗意外。

医疗意外具有两个基本特征：一是医务人员尽到了充分的注意义务，严格谨慎地按照操作规程操作，但由于患者的特异体质或病情特殊而发生了损害后果；二是损害后果的发生属于医疗机构或医务人员难以预料和防范的，或者说是由其不能抗拒或者不能预见的原因引起的。医务人员对于危害结果的发生不能预见或者难以预见的情况属于医疗意外；医务人员对损害事实的出现应当预见和能够预见而没有预见的情况则属于过失。实际情况下能够预见和难以预见的界定，应当根据医务人员的客观技术条件和岗位责任制的要求及其个人的经验等因素来加以判断。

（二）医疗纠纷与医疗事故

医疗纠纷是指由于患者及其家属与医疗单位双方对诊疗护理过程中的不良后果及其产生的原因认识不一致，而向司法机关或卫生行政部门提出控告所引起的纠纷。它既包括由于医疗机构及其医务人员在诊疗过程中，因过错或过失引起的医疗差错或医疗事故，也包括仅仅是由于患者单方面的不满意，而引起的纠纷。由于患者缺乏基本的医学知识，对正确的医疗处理、难以避免的并发症以及医疗中的意外事故的不理解、毫无道理的责难而引起的纠纷，也称之为医疗侵权纠纷，即医疗服务的提供者与接受者之间对医疗行为及其后果是否侵权及侵权责任的争议。

（三）医疗损害与医疗事故

所谓医疗损害，是指因医方的医疗行为对患方所造成的人身伤害、残亡、财产损失、肉体疼痛和精神痛苦，以及对患者隐私权、名誉权等人身权的侵害，是医疗行为所引起的对患方不利的后果与事实。

医疗事故肯定存在医疗损害，医疗损害的事实是构成医疗事故的必要条件，即所谓无损害即无责任。但同时应注意到，医疗事故的门槛高一些，有许多存在医疗损害事实的事件并不构成医疗事故。

第 2 节　医疗事故的预防和处置

案例10-2

　　王某，在就医过程中被告知患有癌症，且已进入晚期阶段。离开医院后王某意志消沉，终日挥霍，被单位辞退。一段时间后，王某复诊时被确诊为良性肿瘤。

问题： 医疗机构是否应对之前的误诊承担责任？为什么？

一、医疗事故的预防

（一）加强医务人员的法律意识，提高职业道德

医疗机构及其医务人员在医疗活动中，必须严格遵守医疗卫生管理法律、行政法规、部门规章和诊疗护理规范、常规，恪守医疗服务职业道德。

（二）加强医务人员的诊疗护理规范、常规培训

医疗机构应当对其医务人员进行医疗卫生管理法律、行政法规、部门规章和诊疗护理规范、常规的培训和医疗服务职业道德教育。

（三）医疗机构的监督制度

医疗机构应当设置医疗服务质量监控部门或者配备专兼职人员，具体负责监督本医疗机构医务人员医疗服务工作，检查医务人员执业情况，接待患者对医疗服务的投诉，向其提供咨询服务。

医疗机构中设置医疗机构服务监控部门（如医务科或质控科等），制订医疗机构质量监控工作计划和工作制度，建立医疗质量监控指标体系和科学的评价方法，做好医疗服务质量的监控，定期考察、评价部门到个人对工作规范的落实情况。

（四）病历管理及告知义务

医疗机构应书写并妥善保管病历资料。因抢救急危患者，未能及时书写病历的，有关医务人员应当在抢救结束后 6 小时内据实补记，并加以注明。禁止隐匿或拒绝提供与纠纷有关的病历资料；禁止伪造、篡改或者销毁病历资料。

医疗机构及其医务人员应当按照规定填写并妥善保管住院志、医嘱单、检验报告、手术及麻醉记录、病理资料、护理记录、医疗费用等病历资料。

考点：客观病历的主要内容

患者要求复印或者复制病历资料的，医疗机构应当提供复印或者复制服务并在复印或者复制的病历资料上加盖证明印记。复印或者复制病历资料时，应有患者在场。

在医疗活动中，医疗机构及其医务人员应当将患者的病情、医疗措施、医疗风险等如实告知患者，及时解答其咨询；但是，应当避免对患者产生不利后果。医疗机构应当制订防范、处理医疗事故的预案，预防医疗事故的发生，减轻医疗事故的损害。发生或者发现医疗过失行为，医疗机构及其医务人员应当立即采取有效措施，避免或者减轻对患者身体健康的损害，防止损害扩大。

考点：医方的告知义务的两种形式

医方的告知义务主要包括两种：一方面，病情、医疗措施及医疗风险需口头告知、重点记录；另一方面，实施手术、特殊检查及特殊治疗应经患方书面同意治疗方案及相关事宜。

知识链接　　　　　特殊检查、特殊治疗的范围

特殊检查、特殊治疗是指具有下列情形之一的诊断、治疗活动：

（1）有一定的危险性，可能产生不良后果的检查和治疗。

（2）由于患者体质特殊或者病情危笃，可能对患者产生不良后果和危险的检查和治疗。

（3）临床试验性检查和治疗。

（4）收费可能对患者造成较大经济负担的检查和治疗。

特殊检查主要包括肝肾穿刺、中心静脉置管监测、各种腔镜检查、血管造影等。特殊治疗主要包括介入、新生儿换血、血液净化、各种放/化疗、机械通气、PICC、心包穿刺等。

二、医疗事故的处置

（一）医疗事故报告制度

医务人员在医疗活动中发生或者发现医疗事故、可能引起医疗事故的医疗过失行为或者发生医疗事故争议的，应当立即向所在科室负责人报告，科室负责人应当及时向本医疗机构负责医疗服务质量监控的部门或者专兼职人员报告；负责医疗服务质量监控的部门或者专兼职人员接到报告后，应当立即进行调查、核实，将有关情况如实向本医疗机构的负责人报告，并向患者通报、解释。

发生医疗事故的，医疗机构应当按照规定向所在地卫生行政部门报告。发生下列重大医疗过失行为的，医疗机构应当在 12 小时内向所在地卫生行政部门报告：①导致患者死亡或者可能为二级以上的医疗事故；②导致 3 人以上人身损害后果；③国务院卫生行政部门和省、自治区、直辖市人民政府卫生行政部门规定的其他情形。

考点：重大医疗过失行为的报告时限规定

（二）防止危害扩大的义务

发生或者发现医疗过失行为，医疗机构及其医务人员应当立即采取有效措施，避免或者减轻对患者身心健康的损害，防止损害扩大，这是医院作为专业机构应尽的义务。

（三）病历资料和现场实物的封存

发生医疗事故争议时，死亡病例讨论记录、疑难病例讨论记录、上级医师查房记录、会诊意见、病程记录等主观性病历应当在医患双方在场的情况下封存和启封。封存的病历资料可以是复印件，由医疗机构保管。

考点：主观性病历的种类

疑似输液、输血、注射、药物等引起不良后果的，医患双方应当共同对现场实物进行封存和启封，封存的现场实物由医疗机构保管；需要检验的，应当由双方共同指定的、依法具有检验资格的检验机构进行检验；双方无法共同指定时，由卫生行政部门指定。疑似输血引起不良后果，需要对血液进行封存保留的，医疗机构应当通知提供该血液的采供血机构派人员到场。

（四）尸检、尸体存放和处理

患者死亡，医患双方当事人不能确定死因或者对死因有异议的，应当在患者死亡后 48 小时内进行尸检；具备尸体冻存条件的，可以延长至 7 日。尸检应当经死者近亲属同意并签字。

尸检应当由按照国家有关规定取得相应资格的机构和病理解剖专业技术人员进行。承担尸检任务的机构和病理解剖专业技术人员有进行尸检的义务。医疗事故争议双方当事人可以请法医病理学人员参加尸检，也可以委派代表观察尸检过程。拒绝或者拖延尸检，超过规定时间，影响对死因判定的，由拒绝或者拖延的一方承担责任。

患者在医疗机构内死亡的，尸体应当立即移放太平间。死者尸体存放时间一般不得超过 2 周。逾期不处理的尸体，经医疗机构所在地卫生行政部门批准，并报经同级公安部门备案后，由医疗机构按照规定进行处理。

考点：尸检及尸体存放的时间规定

第 3 节 医疗事故的技术鉴定与赔偿

一、我国现有的医疗事故鉴定模式

医疗损害鉴定的结果是医疗纠纷的关键证据，是法官裁判的依据，也是医疗纠纷处理的核心。我国目前存在的医疗损害鉴定包括两方面，第一是医学会的医疗事故鉴定，第二是司法鉴定，这就是我国长期存在的医疗损害鉴定双轨制。

（一）医疗事故技术鉴定的内容及其法律依据

医疗事故技术鉴定由医学会主持，医疗事故技术鉴定的首要任务是鉴定医疗纠纷双方存在争议的医疗行为是否构成医疗事故，其次是对事故等级、医患之间的责任划分进行鉴定。医疗事故技术鉴定所依据的主要是《医疗事故处理条例》《医疗事故技术鉴定暂行办法》等行政法规，以及卫生行政部门的行政规章、技术常规规范等。

（二）医疗损害过错鉴定的内容及其法律依据

医疗损害过错鉴定首要认定的是医疗行为有无过失、医疗机构及其医务人员在医疗行为中是否存在过错，不会刻意鉴定是否存在医疗事故。在鉴定完医疗事实行为是否存在过错过失后，会进行不同的操作，若医疗行为存在过失，医务人员在实施医疗事实行为过程中存在过错，医疗损害过错鉴定会对医疗行为事实与患者人身损害之间是否有因果关系继续进行鉴定，这其中包括责任程度、造成损害的等级和程度等。医疗损害过错鉴定的法律依据有《中华人民共和国民法通则》《中华人民共和国侵权责任法》《中华人民共和国民事诉讼法》《中华人民共和国刑事诉讼法》等国家的基本法律法规及其相应的司法解释和卫生行政部门关于医疗技术方面的技术规范等。

二、医疗事故的赔偿

（一）医疗事故民事赔偿责任的构成要件

1. 医疗事故民事赔偿责任的主体要件，即医疗事故的主体是医疗机构及其医务人员。医疗事故的责任，原则上由法人机构承担。某些不具备法人资格的组织及医疗机构，按照法人责任承担相应的责任。对于个体行医人员来说，雇员在医疗活动中致人伤害，按照雇主责任进行认定。

2. 医疗事故民事赔偿责任的主观要件为医疗机构及医务人员在工作中存在过失。医疗事故中的过失是指医方违反了其特别的注意义务，通过对医方在医疗事故发生时是否尽到注意义务来判断医疗事故是否成立。医师的注意义务分为一般注意义务和特殊注意义务，而特殊注意义务是与医师的职业专业性相联系，与其职业和人的生命健康密切相关。

3. 违法行为要件，即医疗机构及其医务人员的行为具有违法性。违法行为既包括违反《中华人民共和国民法通则》《医疗事故处理条例》等相关规范性法律文件，也包括医院的相关管理制度、技术操作规范及医护人员的职业道德标准等，所以说医护人员行为的违法性要从广义上理解。

4. 医疗事故民事赔偿责任的损害要件，即行为为可赔偿性损害。首先，医护人员的行为对受害人的人身和财产产生了不利影响和后果。其次，医护人员违法行为给患者造成的影响既包括法定利益，也包括约定利益。

5. 医疗事故民事赔偿责任的因果关系要件，即医疗机构及医护人员的违法行为与最终的损害结果之间具有因果关系。

（二）医疗事故民事赔偿责任的免责事由

《中华人民共和国民法通则》第一百零七条明确规定："因不可抗力不能履行合同或者造成他人损害的，不承担民事责任，法律另有规定的除外。"该规定是指某些医疗行为虽符合医疗事故民事赔偿责任的 5 个构成要件，但在法定免责事由存在的情况下，医护人员不需要承担民事责任。免责事由是指减轻或者免除行为人责任的理由，是由法律规定的。

1. 紧急情况下的抢救行为　在患者生命垂危之际，医护人员紧急情况下做出的抢救行为，由于时间紧迫，无法全面准确地判断实际情况，医务人员在尽职尽责的情况下做出的行为仍可能会对患者产生一定的损害，然而这种损害较之生命利益而言较小，此种情况不认定为医疗事故。

2. 医疗意外　"在医疗活动中由于患者病情异常或者患者体质特殊而发生医疗意外的""在现有医学科学技术条件下，发生无法预料或者不能防范的不良后果的"都属于医疗意外。

3. 无过错输血　是在输血过程中，医务人员的行为符合医疗卫生法律法规及输血操作规程的规定，尽到了合理的注意义务，虽然事实上造成了患者人身损害但不构成医疗事故，医疗机构不负赔偿责任。如果医疗机构虽无过错但供血单位有过错的，医疗机构仍应承担责任（先行赔付义务），其在承担责任后可向供血单位追偿。

4. 患方过错　患者遭受的损害后果是由于患者自身或者家属的故意或过失造成的，医疗机构及其医务人员在此过程中并无过失，这种情况下也不构成医疗事故，医疗机构不承担责任。例如，患者不配合治疗，不按要求服药；不遵守医嘱；故意隐瞒病史或真实症状；违反医嘱私自进餐或者外出等。

5. 不可抗力　是不可归责于任何一方而造成损害的客观原因，是人力所不能抗拒的力量。其特点是不能预见、不能避免、不能克服，它包括火山爆发、地震、海啸等自然灾害和战争等社会现象。

6. 疾病的自然发展　医院在为患者诊断治疗期间，患者的病情加重而医院难以确诊，造成了损害后果的发生，但是该损害后果的发生并非因为医疗行为而引起，而是疾病的自然发展导致的。

7. 并发症　是指诊疗护理过程中，由于一种疾病合并另一种疾病，而后一种疾病是医务人员难以预料和防范的，如胃癌患者行胃大部切除术后往往会出现反流性食管炎的并发症。

（三）医疗事故赔偿的具体项目

1. 财产性损害赔偿　《中华人民共和国民法通则》第一百一十九条规定："侵害公民身体造成伤害的，应当赔偿医疗费、因误工减少的收入、残废生活补助费等费用；造成死亡的，应当支付丧葬费、死者生前扶养的人必要的生活费等费用"。具体包括：①与治疗有关的费用，包括医疗费、陪护费、交通费、住宿费、住院伙食补助费等及后期继续治疗所需该类费用。②受害人死亡时所支出的丧葬费及受害人亲属办理丧葬事宜支出的交通费和住宿费等其他合理费用。丧葬费是指患者因医疗事故死亡时其家属因安葬患者而支出的费用。按照当地民政部门和财政部门的具体标准计算。③受害人因生活上的需要而被迫支出的费用，如残疾用具费。④误工费、被扶养人生活费、残疾生活补助费。

2. 精神损害赔偿　关于精神损害赔偿制度，最高人民法院《关于确定民事侵权精神损害赔偿责任的若干问题的解释》第一条规定："自然人因下列人格权利遭受非法侵害，向人民法院起诉请求赔偿精神损害的，人民法院应当依法予以受理：①生命权、健康权、身体权；②姓名权、肖像权、名誉权、荣誉权；③人格尊严权、人身自由权。"在医疗事故民事赔偿责任上，患者因医疗机构及其医务人员的过失行为而导致人身权遭受损害，自然应该获得提起精神损害赔偿的权利。

第4节　医疗事故的法律责任

一、医疗事故的民事责任

（一）医疗事故民事责任的构成要件

1. 医疗事故民事责任的主体是医疗机构及其医务人员。

2. 医疗事故发生在医疗活动中。

3. 行为必须违反了医疗卫生管理法律、行政法规、部门规章和诊疗护理规范、常规。

4. 医疗机构及其医务人员主观上具有过失。

5. 造成了患者人身损害。

6. 医疗机构及其医务人员的不法行为与患者遭受的损害之间具有因果关系。

（二）承担医疗事故民事责任的方式

医疗事故的民事责任主要有侵权责任和违约责任，承担责任的主要方式有赔偿损失、恢复名誉、赔礼道歉等。

二、医疗事故的行政责任

医护人员或医疗机构违反医疗规章制度及技术规范的,由卫生行政部门予以警告、责令改正、记过、留职察看或开除等行政处分或对医疗机构进行相应行政处罚。

(一)卫生行政部门工作人员应承担责任的情形

处理医疗事故过程中,利用职务之便收受他人财物或其他利益,滥用职权,玩忽职守;或者发现违法行为不查处造成严重后果的。

(二)卫生行政部门承担责任的情形

接到医疗机构关于重大医疗过失行为报告不及时调查处理的;接到医疗事故争议处理申请后,未按规定时间审查或移送上一级政府卫生行政部门处理的;未将有争议医疗行为及重大医疗事故移交医学会组织鉴定的等。

(三)医务人员承担责任的情形

未尽到告知义务的;拒绝提供复印或复制病历资料服务的;未按国务院卫生行政部门规定的要求书写和妥善保管病历资料的;未在规定时间内补记抢救工作病历内容的;未在规定时间内报告医疗事故的;未按规定进行尸检或处理尸体的;涂改、伪造、隐匿、销毁病历资料的等。

(四)医疗事故鉴定人员承担责任的情形

接受申请医疗事故技术鉴定一方或双方财物或利益的;出具虚假医疗事故技术鉴定书,造成严重后果的。

三、医疗事故的刑事责任

(一)医疗事故罪

根据《中华人民共和国刑法》第三百三十五条的规定,医务人员在医疗工作中由于严重不负责任,造成就诊人死亡或者严重损害就诊人身体健康的,处三年以下有期徒刑或者拘役。护理侵权如果后果严重,依照《中华人民共和国刑法》规定已构成犯罪的,行为人要依法负刑事责任。

(二)滥用职权罪

负责处理医疗事故的卫生行政人员的行为超越职权范围、违背法律授权的宗旨而造成重大损失的,依照《中华人民共和国刑法》第三百九十七条规定,追究滥用职权罪的刑事责任。

(三)受贿罪

卫生行政部门的工作人员在处理医疗事故争议的过程中,利用职务之便,索取他人财物的,或者非法收受他人财物,为他人谋取利益的,依照《中华人民共和国刑法》第三百八十五条规定追究受贿罪的刑事责任。

(四)玩忽职守罪

负责处理医疗事故的卫生行政人员由于工作严重不负责任,不履行处理医疗事故职责而造成重大损失的,按《中华人民共和国刑法》第三百九十七条规定追究玩忽职守罪的刑事责任。

第 5 节　护理侵权中的举证责任倒置

一、护理侵权的概念及构成要件

（一）护理侵权的概念

护理侵权是医疗侵权的一种，指医疗机构的合法护士在从事诊疗护理等活动中，因不法行为或技能的欠缺而侵害患者合法权利的行为。护理侵权的法律责任除民事责任外，还包括由卫生行政部门给予的警告、责令改正、记过、留职察看或开除等行政处分的行政责任，以及依据《中华人民共和国刑法》规定已构成犯罪而需要负的刑事责任。

（二）护理侵权的构成要件

护理侵权的构成要件主要包括：

1. 主体要件　根据《中华人民共和国护士管理办法》，依法取得护士执业证书，并经注册的护理人员才能成为护理侵权的主体。在临床工作中，未取得护士执业证书的护士和临床实习护生都应当在具有护士执业证书的带教老师监督下进行护理操作，所以他们在实践中因不良操作行为产生的法律责任由其带教老师承担。

2. 护理行为的违法性　只有护理人员在实施护理活动过程中的行为违反了护理法的相关规定，护理行为才有可能构成侵权行为。我国现行的护理法包括护理专业法和护理相关法，主要包括以下几类，①医疗卫生法律：即由全国人民代表大会常务委员会制定颁布的法律文件，如《中华人民共和国执业医师法》《中华人民共和国传染病防治法》《中华人民共和国药品管理法》等。②行政法规：是由国家最高行政机关即国务院制定颁布的规范性文件，如《护士条例》《医疗事故处理条例》《医院感染管理办法》等。③部门规章：指由卫生部（现为国家卫生健康委员会）制定颁布或与有关部、委、办、局联合制定发布的具有法律效力的规范性文件，如《中华人民共和国护士管理办法》《医疗机构管理条例实施细则》等。④诊疗护理规范、常规：广义的诊疗护理规范、常规是指卫生行政部门及全国性行业协（学）会针对本行业的特点，制定的各种标准、规程、规范、制度的总称。它们具有技术性、规定性和可操作性等特征，对医疗活动具有指导和规范的作用，如《临床输血技术规范》《医院消毒卫生标准》等。狭义的诊疗护理规范、常规是指医疗机构制定的本机构医务人员在进行具体的医疗活动过程中应遵循的工作方法和步骤。这一要件是构成护理侵权的客观要件，即是否违反了上述法律规定是认定过失是否存在的主要依据。

考点：我国现行护理法的主要种类

3. 损害事实　是指因一定的行为或事件对他人的财产或人身造成的不利影响。护理人员在诊疗护理活动中，因不法行为或技能的欠缺可能导致患者的人身利益或财产利益受到损害，造成财产损失，或非财产损失，如死亡、人身伤害、精神伤害等。作为侵权行为构成要件的损害事实必须具备以下几个特点：损害是侵害合法权益的结果，损害具有可补救性，损害是已经发生的确定的事实。同时，依据内容和性质，侵权损害大致可分为财产损失、人身伤害和精神损害三种。

4. 护理人员主观上有过错　只有护理人员在实施护理行为的过程中对患者造成损害且有过错时，才构成侵权行为。医疗过错分为故意和过失。当护理人员应当预见自己的行为可能产生造成患者人身损害的后果，因为疏忽大意而没有预见或者已经预见而轻信能够避免的心理态度，即属于过失过错，这也是医疗侵权行为中最常见的过错类型。

5. 护理行为与损害事实之间有因果关系　只有证明特定的损害事实，是由护理人员的违法护理行为造成的，此护理行为才构成侵权行为。由于护理行为受各种内外环境的影响，损害事实与护理行为之间的因果关系可能呈现一因一果、一因多果、多因一果及多因多果等多种复杂情形。

当然，护士在实施护理活动过程中，侵犯患者权利的行为并不都构成护理侵权，《中华人民共和国侵权责任法》第六十条规定，患者有损害，因下列情形之一的，医疗机构不承担赔偿责任：①患者或者其近亲属不配合医疗机构进行符合诊疗规范的诊疗；②医务人员在抢救生命垂危的患者等紧急情况下已经尽到合理诊疗义务；③限于当时的医疗水平难以诊疗的。

二、护理侵权的举证责任倒置

（一）举证责任倒置的规定

最高人民法院《关于民事诉讼证据的若干规定》在第四条第一款第八项确立了医院在医疗纠纷中的举证责任，即在医疗侵权诉讼中实行举证责任倒置。护理工作是医疗工作的重要组成部分，同样因护理侵权导致的诉讼亦应实行举证责任倒置。

（二）举证责任倒置与普通举证责任规定的区别

举证责任是原告对自己提出的主张，有提出证据加以证明的责任，这就是人们常说的"谁主张、谁举证"，它是民事诉讼中的基本举证原则。如果原告未能提出证明自己主张的证据，将承担对其不利的法律后果。举证责任倒置指在有些特殊情况下，由原告提供证明自己主张的证据既不合理也不公平，因此法律规定将本应由原告承担的举证责任分配给被告，由被告提供证据证明原告的主张不能成立，这就是"举证责任倒置"。医疗侵权诉讼中的护理侵权诉讼属于这类民事诉讼。很显然，举证责任倒置加大了医院的举证责任，在某种程度上增加了医院的风险，也增加了护士的风险。

（三）举证责任倒置规定的必要性

因护理行为引起的侵权诉讼实行举证责任倒置的必要性有 3 点：①作为人类同疾病斗争总结的护理科学，它的突出特点是具有高度的专业性，患者很难知悉和了解护理人员的诊疗行为是否具有合理性、规范性，要求患者提供证据证明护理行为与损害后果之间存在因果联系及医疗机构有过错，等于在一开始就预设患者具有医务护理人员的专门知识和技能，能够预见、分析、把握护理行为的合理性、科学性及可能有的风险，这既不可能，也不公平。②患者的护理文书掌握在医院手中，由医院提供证据将大大节约诉讼成本。③举证责任倒置有利于强化护理人员的责任心，规范其护理行为。

三、护理侵权中举证责任倒置的应对策略

（一）加强意识，学习法律知识

改变传统的护理习惯，依法规范护理行为，加强护理人员的法律意识、自我保护意识和证据意识，学习与护理工作有关的法律法规，强化法制观念。护理人员在护理工作中应严格遵守各种诊疗常规，规范自己的行为，要不断学习提高自己的专业技术水平，严防医疗事故发生。重视护理资料的记录，及时、真实、全面地填写，保证资料真实性和客观性，重视能够证明护理行为无过失的无因果关系资料记录。传统的护理习惯存在着许多不适应诉讼要求、法制色彩弱化的缺陷，如护理记录不规范，"重做轻记"现象比较普遍。实行举证责任倒置以后，护士要对自己的管理措施、护理措施予以法律的思考，要强化严格遵守各项制度的意识，从法律责任的高度来约束自己的行为。严格遵守规章制度和护理技术操作规程，这是防止护理纠纷的有效保证。

（二）适应形势，避免医疗纠纷

适应新形势，建立新型护理工作制度以杜绝、预防因护理工作而引发的医疗纠纷，避免在医疗纠纷中处于不利地位，病房护理工作在严格执行《中华人民共和国护士管理办法》《医院工作制度》《医院工作人员职责》和本单位相关制度，以及确保在护理文书及时、准确、全面反映护理工作的前提下，根据客观需要，在积极普及整体护理和循证护理的同时，可以建立如下新的病房护理制度。①委托授权制度：患者享有知情权、手术及特殊治疗等的决定权，为使"医院已经履行了告知义务""患者已经行使了决定权"的事实形成合法、有效的证据，建议建立委托授权制度，即在患者入院时，由患者将其知情权及手术、特殊治疗等的决定权书面授权给其成年亲属中的 1～2 人代为行使，需要注意的是未成年患者须由其父母委托授权，医院应将该授权委托书随病历保存。②签字认可制度：对如青霉素等需皮试、易过敏药物的使用，建立患者签字制度，内容包括患者姓名、有无过敏史、注射药物名称与数量、皮试开始时间及观察时长、皮试结果、注射药物时间等，执行护士要签名，患者本人或其委托代理人也要签字，以示其对全过程的认可。此举能有效保护单独值班护士。贵重口服药物的发放及注射药物等，也应由患者本人或其委托代理人签字，以示认可。③巡视制度：在实际护理工作中，有些护理人员对病情变化的观察重视不够，这是护患纠纷的诱因之一。建立并落实科学、切实可行的巡视制度，可以及时发现病情变化，利于采取有效措施，从而大大提升护理质量和护理效果，减少护患纠纷的发生。

小　结

医疗事故是医患矛盾的集中体现，对于医疗事故的理解和正确处理才能保证医护工作正常有序的进行。本章主要讲述了医疗事故的相关法律规定、鉴定和赔偿的具体程序，医护人员应从中体会做好工作的重点和注意事项。

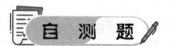
自 测 题

A₁ 型题

1. 造成患者轻度残疾、器官组织损伤导致一般功能障碍的属于（　　）

A. 一级医疗事故　B. 二级医疗事故

C. 三级医疗事故　D. 四级医疗事故

E. 特级医疗事故

2. 因抢救危急患者，未能及时书写病历的，有关医务人员应当在抢救结束后多长时间内据实补记，并加以注明（　　）

A. 3 小时　　　　B. 6 小时

C. 9 小时　　　　D. 12 小时

E. 24 小时

3. 医疗机构举证实行（　　）原则。

A. 举证责任倒置

B. 谁主张，谁举证

C. 上诉不加刑

D. 举证责任不倒置

E. 质证

4. 医疗活动中，由于患者病情异常或者患者体质特殊而发生了不良后果，以及在现有医学科学技术条件下，发生无法预料或者不能防范的不良后果是指（　　）

A. 医疗事故　　　B. 医疗纠纷

C. 医疗意外　　　D. 医疗损害

E. 医疗风险

5. 下列病历资料患者有权复制或者复印，除了（　　）

A. 医嘱单

B. 化验单

C. 上级医师查房记录

D. 住院志

E. 手术及麻醉记录

6. 下列哪种情形属于医疗事故（   ）

A. 在紧急情况下为抢救垂危患者生命而采取紧急措施造成不良后果的

B. 在医疗活动中由于患者病情异常而发生医疗意外的

C. 无过错感染造成不良后果的

D. 在医疗活动中由于患者体质特殊而发生医疗意外的

E. 护士过失造成患者损害的

7. 构成医疗事故的要件之一是（   ）

A. 直接故意　　　B. 间接故意

C. 过失　　　　　D. 意外事件

E. 不可抗力

8. 患者死亡，医患双方当事人不能确定死因或者对死因有异议的，应当在患者死亡后（   ）小时内进行尸检；具备尸体冻存条件的，可以延长至（   ）日。

A. 6，3　　　　　B. 12，4

C. 24，5　　　　D. 36，6

E. 48，7

9. 死者尸体存放时间一般不得超过（   ）。逾期不处理的尸体，经医疗机构所在地卫生行政部门批准，并报经同级公安部门备案后，由医疗机构按照规定进行处理。

A. 10 天　　　　B. 3 天

C. 5 天　　　　　D. 1 周

E. 2 周

10. 发生重大医疗过失行为，如导致 3 人以上人身损害后果，医疗卫生机构应当多长时间内向所在地卫生行政部门报告（   ）

A. 6 小时　　　　B. 12 小时

C. 24 小时　　　D. 48 小时

E. 72 小时

11. 下列哪些不属于重大医疗过失行为（   ）

A. 导致患者死亡的

B. 三级医疗事故

C. 导致 3 人以上人身损害后果

D. 可能为二级以上的医疗事故

E. 一级医疗事故

12. 如果医疗机构虽无过错但供血单位有过错的，应如何赔偿（   ）

A. 医疗机构赔偿

B. 供血单位赔偿

C. 医疗机构应承担先行责任，之后可以向供血单位追偿

D. 供血单位应承担先行责任，之后可以向医疗机构追偿

E. 医疗机构和供血单位共同赔偿

13. 不可以向人民法院起诉请求赔偿精神损害的情况有（   ）

A. 生命权、健康权、身体权受损害的

B. 姓名权、肖像权、名誉权、荣誉权受损害的

C. 人格尊严权、人身自由权受损害的

D. 人身损害的

E. 以上都可以

14. 护理法律法规不包括（   ）

A. 医疗卫生法律

B. 行政法规

C. 部门规章

D. 诊疗护理规范、常规

E. 宪法的相关规定

A₂ 型题

15. 护士甲在患者做完手术后，未告知患者术后注意事项。请问，护士甲违反了（   ）

A. 告知义务　　B. 防止危害扩大的义务

C. 谨慎义务　　D. 保护义务

E. 全面护理义务

16. 甲在乙医院发生医疗事故，在庭审过程中应由谁承担举证责任（   ）

A. 甲本人　　　　B. 乙医院

C. 甲的家属　　　D. 乙医院与甲共同承担

E. 乙医院与甲的家属共同承担

（姬广明）

第11章 护理活动相关法律制度

第1节 药品管理法律制度

1984年9月20日,第六届全国人民代表大会常务委员会第七次会议通过《中华人民共和国药品管理法》,1985年7月1日起实施。2001年2月28日、2013年12月28日、2015年4月24日进行了三次修订。2002年8月4日,国务院颁布了《中华人民共和国药品管理法实施条例》,自2002年9月15日起实施,2016年1月13日进行修订,2016年2月6日起施行。

一、药品的生产管理

(一)审批管理

开办药品生产企业,须经企业所在地省、自治区、直辖市人民政府药品监督管理部门批准,发给药品生产许可证,有效期为5年,到期重新审查发证。

(二)质量管理

药品生产企业须按照《药品生产质量管理规范》(GMP)组织生产,对其生产的药品进行质量检验。生产药品所需的原料、辅料,必须符合药用要求。

除中药饮片的炮制外,药品必须按照国家药品标准和国务院药品监督管理部门批准的生产工艺进行生产。中药饮片必须按照国家药品标准炮制;没有规定国家药品标准的,必须按照省、自治区、直辖市人民政府药品监督管理部门制定的炮制规范炮制。

二、药品的经营管理

(一)审批管理

开办药品批发企业,须经企业所在地省、自治区、直辖市人民政府药品监督管理部门批准并发给药品经营许可证;开办药品零售企业,须经企业所在地县级以上地方药品监督管理部门批准并发给药品经营许可证,有效期为5年,到期申请换发。

(二)质量管理

药品经营企业须按照《药品经营质量管理规范》(GSP)经营药品;购进药品,必须建立并执行进货检查验收制度,验明药品合格证明和其他标识;购销药品,必须有真实完整的购销记录;销售中药材,必须标明产地。

城乡集市贸易市场不得出售中药材以外的药品,但持有药品经营许可证的药品零售企业在规定的范围内可以在城乡集市贸易市场设点出售中药材以外的药品。

考点:经营药品的规定

三、医疗机构的药剂管理

（一）医疗机构的制剂管理

医疗机构配制制剂，须经所在地省、自治区、直辖市人民政府卫生行政部门审核同意、药品监督管理部门批准，发给医疗机构制剂许可证，有效期为5年，到期申请换发。

医疗机构配制的制剂，应当是本单位临床需要而市场上没有供应的品种，并须经所在地省、自治区、直辖市人民政府药品监督管理部门批准后方可配制，不得在市场上销售或者变相销售，不得发布医疗机构制剂广告。

考点：医疗机构配制制剂的规定

配制的制剂质量检验合格的，凭医师处方在本医疗机构使用。特殊情况下，经国务院或者省、自治区、直辖市人民政府的药品监督管理部门批准，可以在指定的医疗机构之间调剂使用。

（二）医疗机构的药品管理

医疗机构购进药品，必须建立并执行进货检查验收制度，验明药品合格证明和其他标识。药剂人员调配处方，必须经过核对，对处方所列药品不得擅自更改或者代用，对有配伍禁忌或者超剂量的处方，应当拒绝调配，必要时，经处方医师更正或者重新签字，方可调配。

四、药品的管理

考点：国家药品标准

（一）药品标准

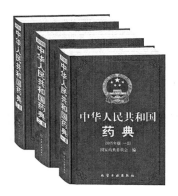

图 11-1 中华人民共和国药典

国务院药品监督管理部门颁布的《中华人民共和国药典》（图11-1）和药品标准为国家药品标准。药品必须符合国家药品标准。

（二）新药审批

研制新药，必须按照国务院药品监督管理部门的规定如实报送有关资料和样品，经国务院药品监督管理部门批准后，方可进行临床试验。完成临床试验并通过审批的新药，由国务院药品监督管理部门批准，发给新药证书。

（三）药品审评

国务院药品监督管理部门组织药学、医学和其他技术人员，对新药进行审评，对已经批准生产的药品进行再评价。

（四）特殊药品管理

国家对麻醉药品、精神药品、医疗用毒性药品、放射性药品，实行特殊管理。对中药实行中药品种保护制度。

（五）药品分类管理

国家将药品分为处方药（RX）与非处方药（OTC）两大类，实行分类管理制度。处方药须凭执业医师或执业助理医师处方才可调配、购买和使用。非处方药不需要医师开写处方即可购买，并根据其安全性，分为甲类、乙类，分别使用红色和绿色的"OTC"标志（图11-2）。

考点：药品的分类

（六）药品的进出口管理

药品进口，须经国务院药品监督管理部门组织审查批准，并发给进口药品注册证书。药品必须从允许药品进口的口岸进口。医疗单位临床急需或者个人自用进口的少量药品，按照国家有关规定办理进口手续。对国内供应不足的药品，国务院有权限制或者禁止出口。

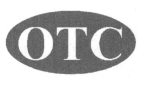

图 11-2 非处方药标志

（七）假药、劣药的管理

禁止生产、配制、销售假药和劣药。

1. **假药**　有下列情形之一的，为假药：①药品所含成分与国家药品标准规定的成分不符的；②以非药品冒充药品或者以他种药品冒充此种药品的。

有下列情形之一的药品，按假药论处：①国务院药品监督管理部门规定禁止使用的；②依照本法必须批准而未经批准生产、进口，或者依照本法必须检验而未经检验即销售的；③变质的；④被污染的；⑤使用依照本法必须取得批准文号而未取得批准文号的原料药生产的；⑥所标明的适应证或者功能主治超出规定范围的。

> 考点：按假药论处的情形

2. **劣药**　药品成分的含量不符合国家药品标准的，为劣药。有下列情形之一的药品，按劣药论处：①未标明有效期或者更改有效期的；②不注明或者更改生产批号的；③超过有效期的；④直接接触药品的包装材料和容器未经批准的；⑤擅自添加着色剂、防腐剂、香料、矫味剂及辅料的；⑥其他不符合药品标准规定的。

> 考点：按劣药论处的情形

第 2 节　传染病防治法律制度

案例 11-2

　　某医院接诊一名男性患者，其剧烈腹泻，水样便，高度怀疑为感染霍乱。

问题：经进一步检查，医院确诊为霍乱，应采取哪些措施？

1989 年 2 月 21 日，第七届全国人民代表大会常务委员会第六次会议通过《中华人民共和国传染病防治法》（简称《传染病防治法》），本法自 1989 年 9 月 1 日起施行，2004 年 8 月 28 日第十届全国人民代表大会常务委员会第十一次会议对其进行了修订。1991 年 12 月 6 日，卫生部发布并实施了《中华人民共和国传染病防治法实施办法》。

一、传染病病种

根据对人体健康和社会的危害程度及采取的控制措施，我国将 39 种法定传染病分为甲类、乙类和丙类，实行分类管理。

（一）甲类传染病

甲类传染病包括鼠疫、霍乱。

（二）乙类传染病

乙类传染病包括传染性非典型肺炎、艾滋病、病毒性肝炎、脊髓灰质炎、人感染高致病性禽流感、麻疹、流行性出血热、狂犬病、流行性乙型脑炎、登革热、炭疽、细菌性和阿米巴性痢疾、肺结核、伤寒和副伤寒、流行性脑脊髓膜炎、百日咳、白喉、新生儿破伤风、猩红热、布鲁菌病、淋病、梅毒、钩端螺旋体病、血吸虫病、疟疾、人感染 H7N9 禽流感。

（三）丙类传染病

丙类传染病包括流行性感冒、流行性腮腺炎、风疹、急性出血性结膜炎、麻风病、流行性和地方性斑疹伤寒、黑热病、包虫病、丝虫病、除霍乱、细菌性和阿米巴性痢疾、伤寒和副伤寒以外的感染性腹泻病、手足口病。

上述规定以外的其他传染病，根据其暴发、流行情况和危害程度，需要列入乙类、丙类传染

考点：传染病的分类

病的，由国务院卫生行政部门决定并予以公布。

二、传染病的预防

国家对传染病防治实行预防为主的方针，防治结合、分类管理、依靠科学、依靠群众。

（一）普及防治知识

各级人民政府组织开展群众性卫生活动，进行预防传染病的健康教育，提高公众对传染病的防治意识和应对能力。各级各类学校对学生进行健康知识和传染病预防知识的教育。新闻媒体无偿开展传染病防治和公共卫生教育的公益宣传。

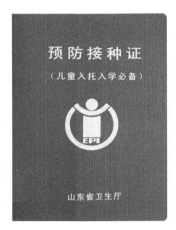

图 11-3　山东省儿童预防
接种证

（二）预防接种

国家实行有计划的预防接种制度，对儿童实行预防接种证制度（图 11-3）。国家免疫规划项目的预防接种实行免费。用于预防接种的疫苗必须符合国家质量标准。

（三）监测预警制度

国家建立传染病监测制度、预警制度，对传染病的发生、流行及影响其发生、流行的因素，进行监测，并根据传染病发生、流行趋势的预测，及时发出传染病预警。

（四）菌（毒）种分类管理

国家建立传染病菌（毒）种库，建立健全严格的管理制度，实行分类管理。

（五）医疗机构职责

必须严格执行国务院卫生行政部门规定的管理制度、操作规范，防止传染病的医源性感染和医院感染，确定专门的部门或者人员，承担传染病疫情报告，本单位的传染病预防、控制及责任区域内的传染病预防工作，承担医疗活动中与医院感染有关的危险因素监测、安全防护、消毒、隔离和医疗废物处置工作。

三、传染病疫情报告、通报和公布

（一）疫情报告

考点：报告传染病疫情的规定

1. 报告疫情　疾病预防控制机构、医疗机构和采供血机构执行职务的人员，发现法定的传染病疫情或者发现其他传染病暴发、流行及突发原因不明的传染病时，应当遵循疫情报告属地管理原则，按照规定的内容、程序、方式和时限报告。不得隐瞒、谎报、缓报传染病疫情。

2. 时限要求　发现甲类传染病和乙类传染病中的肺炭疽、传染性非典型肺炎、脊髓灰质炎、人感染高致病性禽流感的患者或疑似患者时，或发现其他传染病和不明原因疾病暴发时，应于 2 小时内将传染病报告卡通过网络报告。未实行网络直报的，应于 2 小时内以最快的通信方式（电话、传真）向当地县级疾病预防控制机构报告，并于 2 小时内寄出传染病报告卡。对其他乙、丙类传染病患者及疑似患者、规定报告的传染病病原携带者，在诊断后实行网络直报的责任报告单位应于 24 小时内进行网络报告；未实行网络直报的责任报告单位应于 24 小时内寄出传染病报告卡。

考点：报告传染病疫情的时限要求

（二）疫情通报

国务院卫生行政部门应当及时向国务院其他有关部门和各省、自治区、直辖市人民政府卫生行政部门通报全国传染病疫情及监测、预警的相关信息。

毗邻的及相关的地方人民政府卫生行政部门,应当及时互相通报本行政区域的传染病疫情及监测、预警的相关信息。县级以上人民政府有关部门发现传染病疫情时,应当及时向同级人民政府卫生行政部门通报。动物防疫机构和疾病预防控制机构,应当及时互相通报动物间和人间发生的人畜共患传染病疫情及相关信息。

（三）疫情公布

国家建立传染病疫情信息公布制度,定期公布传染病疫情信息。传染病暴发、流行时,国务院卫生行政部门负责向社会公布传染病疫情信息,并可以授权省、自治区、直辖市人民政府卫生行政部门向社会公布本行政区域的传染病疫情信息。

公布传染病疫情信息应当及时、准确。

考点：公布传染病疫情的规定

四、传染病疫情控制

（一）医疗机构采取措施

医疗机构发现甲类传染病时,应及时采取下列措施：①对患者、病原携带者,予以隔离治疗,隔离期限根据医学检查结果确定；②对疑似患者,确诊前在指定场所单独隔离治疗；③对医疗机构内的患者、病原携带者、疑似与患者密切接触者,在指定场所进行医学观察和采取其他必要的预防措施。

拒绝隔离治疗或者隔离期未满擅自脱离隔离治疗的,可以由公安机关协助医疗机构采取强制隔离治疗措施。

医疗机构发现乙类或者丙类传染病患者,应当根据病情采取必要的治疗和控制传播措施。

考点：医疗机构发现甲类传染病采取的措施

（二）临时紧急措施

传染病暴发、流行时,县级以上地方人民政府应当立即组织力量,按照预防、控制预案进行防治,切断传染病的传播途径,必要时,报经上一级人民政府决定,可以采取下列紧急措施并予以公告：①限制或者停止集市、影剧院演出或者其他人群聚集的活动；②停工、停业、停课；③封闭或者封存被传染病病原体污染的公共饮用水源、食品及相关物品；④控制或者捕杀染疫野生动物、家畜家禽；⑤封闭可能造成传染病扩散的场所。

考点：控制传染病的紧急措施

（三）划定、封锁疫区

甲类、乙类传染病暴发、流行时,县级以上地方人民政府报经上一级人民政府决定,可以宣布本行政区域部分或者全部为疫区；国务院可以决定并宣布跨省、自治区、直辖市的疫区。县级以上地方人民政府可以在疫区内采取相应的紧急措施,并可以对出入疫区的人员、物资和交通工具实施卫生检疫。

省、自治区、直辖市人民政府可以决定对本行政区域内的甲类传染病疫区实施封锁；但是,封锁大、中城市的疫区或者封锁跨省、自治区、直辖市的疫区,以及封锁疫区导致中断干线交通或者封锁国境的,由国务院决定。

五、传染病医疗救治

县级以上人民政府应加强和完善传染病医疗救治服务网络的建设,指定具备传染病救治条件和能力的医疗机构承担传染病救治任务,或者根据传染病救治需要设置传染病医院。

医疗机构应当对传染病患者或者疑似传染病患者提供医疗救护、现场救援和接诊治疗,书写病历记录及其他有关资料,并妥善保管。实行传染病预检、分诊制度,对传染病患者、疑似传染病患者,应当引导至相对隔离的分诊点进行初诊。不具备相应救治能力的,应当将患者及其病历

考点：医疗机构的传染病医疗急救

记录复印件一并转至具备相应救治能力的医疗机构。

第3节 献血法律制度

案例 11-3

　　再过 5 天，就是小张的 18 周岁生日，他计划用献血这种方式提前庆祝自己的生日。

问题： 小张的计划能实现吗？为什么？

　　1997 年 12 月 29 日，由中华人民共和国第八届全国人民代表大会常务委员会第二十九次会议通过《中华人民共和国献血法》（以下简称《献血法》），自 1998 年 10 月 1 日起实施。

一、无 偿 献 血

（一）献血主体

　　国家实行无偿献血制度，提倡 18～55 周岁的健康公民自愿献血，并鼓励国家工作人员、现役军人和高等学校在校生率先献血，为树立社会新风尚作表率。

考点：献血者的年龄

　　对献血者，发给国务院卫生行政部门制作的无偿献血证（图 11-4），有关单位可以给予适当补贴。

（二）组织发动

　　地方各级人民政府领导本行政区域内的献血工作，统一规划并负责组织、协调有关部门共同做好献血工作，采取措施广泛宣传献血的意义，普及献血的科学知识，开展预防和控制经血液途径传播的疾病的教育。

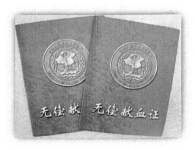

图 11-4　无偿献血证

　　县级以上各级人民政府卫生行政部门监督管理献血工作。各级红十字会依法参与、推动献血工作。国家机关、军队、社会团体、企事业组织、居民委员会、村民委员会，应当动员和组织本单位或者本居住区的适龄公民参加献血。

知 识 链 接　　　　　　　　　　　**世界献血者日**

　　为鼓励更多的人无偿献血，宣传和促进全球血液安全规划的实施，2004 年，世界卫生组织、红十字会与红新月会国际联合会、国际献血组织联合会、国际输血协会将每年的 6 月 14 日定为"世界献血者日"（World Blood Donor Day，WBDD）。世界献血者日之所以选中这一天，是因为 6 月 14 日是发现 ABO 血型系统的诺贝尔奖获得者卡尔·兰德斯的生日。2004 年 6 月 14 日是第一个世界献血者日。2005 年 5 月 24 日，在第五十八届世界卫生大会上，192 个世界卫生组织成员国通过决议，决定认可"世界献血者日"为国际性纪念日。

二、采供血管理

　　血站是采集、提供临床用血的机构，是不以营利为目的的公益性组织。

（一）采集血液

　　血站在采集血液前，必须对献血者按照《献血者健康检查标准》免费进行必要的健康检查；

身体不符合献血条件的，血站应当向其说明情况，不得采集血液。

　　血站对献血者每次采集的血液量一般为 200ml，最多不得超过 400ml，两次采集间隔期不少于 6 个月。严格禁止血站违反规定对献血者超量频繁采集血液。

考点：献血量及间隔时间

　　血站应当根据国务院卫生行政部门规定的标准，保证血液质量。采集血液必须严格遵守有关规程和制度，由具有采血资格的医务人员进行，一次性采血器材用后必须销毁，以确保献血者的身体健康。

（二）提供血液

　　无偿献血的血液必须用于临床，不得买卖。血站、医疗机构不得将无偿献血者的血液出售给单采血浆站或者血液制品生产单位。

　　血站对采集的血液必须进行检测。未经检测或检测不合格的血液，不得向医疗机构提供。

考点：血液的用途

三、临 床 用 血

（一）用血管理

　　医疗机构临床用血应当制订用血计划，遵循合理、科学的原则，不得浪费和滥用血液。积极推行按血液成分针对医疗实际需要输血。对临床用血必须进行核查，不得将不符合国家规定标准的血液用于临床。鼓励临床用血新技术的研究和推广。

　　为保障公民临床急救用血的需要，国家提倡并指导择期手术的患者自身储血，动员家庭、亲友、所在单位及社会互助献血。为保证应急用血，医疗机构可以临时采集血液，但应当依照本法规定，确保采血用血安全。

考点：临床用血的规定

（二）用血费用

　　公民临床用血时，只交付用于血液采集、储存、分离、检验等费用。

　　无偿献血者临床需要用血时，免相关费用。无偿献血者的配偶和直系亲属临床需要用血时，可以按照省、自治区、直辖市人民政府的规定免交或者减交相关费用。

考点：临床用血的费用

第 4 节　医疗器械管理法律制度

案例 11-4

　　某三甲医院计划将更换下来的一台 CT 机，转让给某乡镇医院。

问题： 这种转让需要符合哪些规定？

　　1999 年 12 月 28 日国务院第二十四次常务会议通过《医疗器械监督管理条例》，于 2000 年 4 月 1 日起施行，2014 年 2 月 12 日国务院第三十九次常务会议对此条例进行了修订。

一、医疗器械产品注册与备案

　　按照风险程度，国家对医疗器械分为第一类、第二类、第三类，实行分类管理。

（一）备案

　　第一类实行产品备案管理。由备案人向所在地设区的市级人民政府食品药品监督管理部门提交备案资料。

（二）注册

第二类、第三类实行产品注册管理。申请第二类注册的，申请人向所在地省、自治区、直辖市人民政府食品药品监督管理部门提交注册申请资料；申请第三类注册的，申请人向国务院食品药品监督管理部门提交注册申请资料。

受理注册申请的食品药品监督管理部门自收到审评意见之日起 20 个工作日内做出决定。对符合安全、有效要求的，准予注册并发给医疗器械注册证，有效期为 5 年，有效期届满需要延续注册。

考点：医疗器械产品注册的规定

二、医疗器械生产

（一）申请许可

从事第一类生产的，生产企业向所在地设区的市级人民政府食品药品监督管理部门备案并提交相关证明资料；从事第二类、第三类生产的，生产企业向所在地省、自治区、直辖市人民政府食品药品监督管理部门申请生产许可，并提交所生产医疗器械的注册证及相关的证明资料。

受理生产许可申请的食品药品监督管理部门自受理之日起 30 个工作日内对申请资料进行审核。对符合规定条件的，准予许可并发给医疗器械生产许可证，有效期为 5 年，有效期届满需办理延续手续。

（二）质量保证

医疗器械生产企业要保证出厂的医疗器械符合强制性标准及经注册或者备案的产品技术要求。委托生产医疗器械，由委托方对所委托生产的医疗器械质量负责。医疗器械生产企业发现其生产的医疗器械不符合强制性标准、经注册或者备案的产品技术要求或者存在其他缺陷的，应当立即停止生产，通知相关生产经营企业、使用单位和消费者停止经营和使用，召回已经上市销售的医疗器械，采取补救、销毁等措施。

考点：医疗器械的质量规定

三、医疗器械经营与使用

（一）申请许可

从事第二类经营的，需向所在地设区的市级人民政府食品药品监督管理部门备案；从事第三类经营的，需向所在地设区的市级人民政府食品药品监督管理部门申请经营许可。

受理经营许可申请的食品药品监督管理部门应当自受理之日起 30 个工作日内进行审查，对符合规定条件的，准予许可并发给医疗器械经营许可证，有效期为 5 年，有效期届满需要延续。

（二）具体要求

医疗器械经营企业、使用单位购进医疗器械，应当查验供货者的资质和医疗器械的合格证明文件，建立进货查验记录制度。从事第二类、第三类批发业务及第三类零售业务的经营企业，还应当建立销售记录制度。

医疗器械使用单位配置大型医用设备，应当符合国务院卫生计生主管部门制定的大型医用设备配置规划，并经省级以上人民政府卫生计生主管部门批准，取得大型医用设备配置许可证。

医疗器械使用单位之间转让在用医疗器械，转让方应当确保所转让的医疗器械安全、有效，不得转让过期、失效、淘汰及检验不合格的医疗器械。一次性使用的医疗器械不得重复使用，对使用过的应当按照规定销毁并记录。

进口的医疗器械要经过出入境检验检疫机构的检验；检验不合格的，不得进口。出口医疗器械应符合进口国（地区）的要求。

考点：医疗器械使用的具体要求

第5节　其他卫生法律制度

一、医疗废物管理法律制度

案例11-5

某医院心内科的护士，将用过的输液器、输液瓶、纸箱子当作废品，卖给了废品回收站。

问题：这种行为是否合法？为什么？

2003年6月4日，国务院第十次常务会议通过《医疗废物管理条例》（以下简称《条例》），2003年6月16日公布实施。《条例》所称医疗废物，是指医疗卫生机构在医疗、预防、保健及其他相关活动中产生的具有直接或者间接感染性、毒性和其他危害性的废物。医疗卫生机构收治的传染病患者或者疑似传染病患者产生的生活垃圾，按照医疗废物进行管理和处置。

（一）医疗废物管理的一般规定

国家推行医疗废物集中无害化处置，鼓励有关医疗废物安全处置技术的研究与开发。

医疗卫生机构和医疗废物集中处置单位，应当建立、健全医疗废物管理责任制，对本单位从事医疗废物收集、运送、储存、处置等工作的人员和管理人员，进行相关法律和专业技术、安全防护及紧急处理等知识的培训，采取有效的职业卫生防护措施，配备必要的防护用品，定期进行健康检查；必要时，对有关人员进行免疫接种，防止其受到健康损害。

医疗卫生机构和医疗废物集中处置单位，应当对医疗废物进行登记，登记内容应当包括医疗废物的来源、种类、重量或者数量、交接时间、处置方法、最终去向及经办人签名等项目。登记资料至少保存3年。

考点：医疗废物登记的规定

（二）医疗废物运输的管理规定

禁止任何单位和个人转让、买卖医疗废物。禁止在运送过程中丢弃医疗废物；禁止在非储存地点倾倒、堆放医疗废物或者将医疗废物混入其他废物和生活垃圾。

禁止邮寄医疗废物。禁止通过铁路、航空运输医疗废物。有陆路通道的，禁止通过水路运输医疗废物。禁止在饮用水源保护区的水体上运输医疗废物。禁止将医疗废物与旅客在同一运输工具上载运。

考点：医疗废物运输的规定

（三）医疗机构对医疗废物的管理

1. 及时收集　及时收集本单位产生的医疗废物，并按照类别分置于防渗漏、防锐器穿透的有明显警示标识（图11-5）和警示说明的专用包装物或者密闭的容器内。

2. 暂时储存　建立医疗废物的暂时储存设施、设备，并进行定期消毒和清洁，不得露天存放医疗废物，暂时储存的时间不得超过2天。

3. 准确运送　使用防渗漏、防遗撒的专用运送工具，按照本单位确定的内部医疗废物运送时间、路线，将医疗废物收集、运送至暂时储存地点。

4. 就近集中处置　根据就近集中处置的原则，及时将医疗废物交由医疗废物集中处置单位处置。医疗废物中病原体的培养基、

考点：医疗机构储存、运送医疗废物的规定

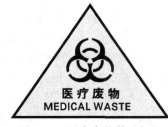

图11-5　医疗废物警示标识

标本和菌种、毒种保存液等高危险废物，在交医疗废物集中处置单位处置前应当就地消毒。医疗卫生机构产生的污水、传染病患者或者疑似传染病患者的排泄物，按照国家规定严格消毒，达到国家规定的排放标准后，方可排入污水处理系统。

（四）医疗废物的集中处理

从事医疗废物集中处置活动的单位，应当向县级以上人民政府环境保护行政主管部门申请领取经营许可证。

医疗废物集中处置单位应当至少每 2 天到医疗卫生机构收集、运送一次医疗废物，并负责医疗废物的储存、处置。运送医疗废物，应当遵守国家有关危险货物运输管理的规定，使用有明显医疗废物标识的专用车辆（图 11-6），安装污染物排放在线监控装置，并确保监控装置经常处于正常运行状态，运送过程中应当确保安全，不得丢弃、遗撒医疗废物。

考点：运送医疗废物的规定

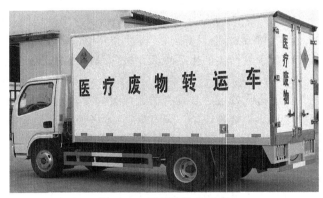

图 11-6 医疗废物转运车

二、母婴保健法律制度

案例 11-6

小张刚刚确定妻子成功怀孕，立即陪同妻子来到了当地的妇幼保健院。

问题： 小张的妻子应当得到哪些孕产期保健服务？

1994 年 10 月 27 日，第八届全国人民代表大会常务委员会第十次会议通过《中华人民共和国母婴保健法》，自 1995 年 6 月 1 日起施行。2009 年 8 月 27 日、2017 年 11 月 4 日先后二次对其进行修订。2001 年 6 月 20 日，国务院颁布实施了《中华人民共和国母婴保健法实施办法》，2017 年 11 月 17 日对其进行了部分修改。

（一）婚前保健

医疗保健机构应当为公民提供婚前卫生指导、婚前卫生咨询、婚前医学检查等婚前保健服务。

1. 婚前卫生指导　包括：①有关性卫生的保健和教育；②新婚避孕知识及计划生育指导；③受孕前的准备、环境和疾病对后代影响等孕前保健知识；④遗传病的基本知识；⑤影响婚育的有关疾病的基本知识；⑥其他生殖健康知识。

2. 婚前卫生咨询　包括对有关婚配、生育保健等问题提供医学意见，为服务对象提供科学的信息，对可能产生的后果进行指导，并提出适当的建议。

3. 婚前医学检查　对准备结婚的男女双方可能患影响结婚和生育的疾病进行医学检查，出具婚前医学检查证明，应当列明是否发现下列疾病：①在传染期内的指定传染病；②在发病期内的有关精神病；③不宜生育的严重遗传性疾病；④医学上认为不宜结婚的其他疾病。

（二）孕产期保健

1. 保健服务内容　医疗保健机构应当为育龄妇女和孕产妇提供孕产期保健服务。

（1）母婴保健指导：对孕育健康后代及严重遗传性疾病和碘缺乏病等地方病的发病原因、治疗和预防方法提供医学意见。

（2）孕妇、产妇保健：为孕妇、产妇提供卫生、营养、心理等方面的咨询和指导及产前定期检查等医疗保健服务。主要包括：①为孕产妇建立保健手册（卡），定期进行产前检查；②为孕产妇提供卫生、营养、心理等方面的医学指导与咨询；③对高危孕妇进行重点监护、随访和医疗保健服务；④为孕产妇提供安全分娩技术服务；⑤定期进行产后访视，指导产妇科学喂养婴儿；⑥提供避孕咨询指导和技术服务；⑦对产妇及其家属进行生殖健康教育和科学育儿知识教育；⑧其他孕产期保健服务。

（3）胎儿保健：为胎儿生长发育进行监护，提供咨询和医学指导。

（4）新生儿保健：为新生儿生长发育、哺乳和护理提供医疗保健服务。

2. 医学指导与医学意见

（1）医学指导：医疗、保健机构对患严重疾病或者接触致畸物质，妊娠可能危及孕妇生命安全或者可能严重影响孕妇健康和胎儿正常发育的，予以医学指导。严重疾病是指①严重的妊娠合并症或者并发症；②严重的精神性疾病；③国务院卫生行政部门规定的严重影响生育的其他疾病。

（2）医学意见：医师发现或者怀疑患严重遗传性疾病的育龄夫妻，应当提出医学意见。育龄夫妻应当根据医师的医学意见采取相应的措施。

（3）生育过严重缺陷患儿的妇女再次妊娠前，夫妻双方应当到县级以上医疗保健机构接受医学检查。对诊断患有医学上认为不宜生育的严重遗传性疾病的，医师应当向当事人说明情况，并提出医学意见。

3. 产前诊断与终止妊娠

（1）产前诊断：孕妇有下列情形之一的，医师应当对其进行产前诊断，①羊水过多或者过少的；②胎儿发育异常或者胎儿有可疑畸形的；③孕早期接触过可能导致胎儿先天缺陷的物质的；④有遗传病家族史或者曾经分娩过先天性严重缺陷婴儿的；⑤初产妇年龄超过 35 周岁的。

（2）终止妊娠：经产前诊断，有下列情形之一的，医师应当向夫妻双方说明情况，并提出终止妊娠的医学意见：①胎儿患严重遗传性疾病的；②胎儿有严重缺陷的；③因患严重疾病，继续妊娠可能危及孕妇生命安全或者严重危害孕妇健康的。施行终止妊娠或者结扎手术，应当经本人同意，并签署意见。本人无行为能力的，应当经其监护人同意，并签署意见。

4. 胎儿性别鉴定　严禁采用技术手段对胎儿进行性别鉴定。严禁非医学需要选择性别的人工终止妊娠。对怀疑胎儿可能为伴性遗传病，需要进行性别鉴定的，由省、自治区、直辖市人民政府卫生行政部门指定的医疗、保健机构按照规定进行鉴定。

考点：婚前保健的内容

考点：孕妇、产妇保健的内容

考点：应进行产前诊断的情形

考点：医师提出医学意见应终止妊娠的情形

知 识 链 接　　　　　　　　禁止非医学需要的胎儿性别鉴定

　　2016年3月28日，国家卫生和计划生育委员会、国家工商行政管理总局、国家食品药品监督管理总局联合公布了《禁止非医学需要的胎儿性别鉴定和选择性别人工终止妊娠的规定》，自2016年5月1日起施行，禁止任何单位或者个人实施非医学需要的胎儿性别鉴定和选择性别人工终止妊娠。

三、突发公共卫生事件应急处理法律制度

案例 11-7

　　某幼儿园集中午餐后，有18名幼儿出现不同程度的腹痛、腹泻、呕吐等，3人出现昏迷，被老师紧急送往医院救治。

问题： 医院接诊后应当如何报告？

　　2003年5月7日，国务院第7次常务会议通过了《突发公共卫生事件应急条例》。此条例所称突发公共卫生事件（以下简称突发事件），是指突然发生，造成或者可能造成社会公众健康严重损害的重大传染病疫情、群体性不明原因疾病、重大食物和职业中毒及其他严重影响公众健康的事件。

考点：突
发事件应
急处理的
方针与原
则

（一）应急处理的方针与原则

　　突发事件应急工作，应当遵循预防为主、常备不懈的方针，贯彻统一领导、分级负责、反应及时、措施果断、依靠科学、加强合作的原则。

知 识 链 接　　　　　　　　突发公共卫生事件分级

　　根据突发公共卫生事件的性质、危害程度、涉及范围，突发公共卫生事件划分为特别重大（Ⅰ级）、重大（Ⅱ级）、较大（Ⅲ级）和一般（Ⅳ级）四级。

（二）预防与应急准备

1. 应急预案

（1）国务院卫生行政主管部门按照分类指导、快速反应的要求，制定全国突发事件应急预案，报请国务院批准。

（2）省、自治区、直辖市人民政府根据全国突发事件应急预案，结合本地实际情况，制订本行政区域的突发事件应急预案。

（3）突发事件应急预案应当根据突发事件的变化和实施中发现的问题及时进行修订、补充。

2. 预防控制体系

（1）国家建立统一的突发事件预防控制体系。

（2）县级以上地方人民政府应当建立和完善突发事件监测与预警系统。

（3）县级以上各级人民政府卫生行政主管部门，应当指定机构负责开展突发事件的日常监测，并确保监测与预警系统的正常运行。

3. 急救医疗服务网络建设

（1）县级以上各级人民政府应当加强急救医疗服务网络的建设，配备相应的医疗救治药物、技术、设备和人员，提高医疗卫生机构应对各类突发事件的救治能力。

（2）设区的市级以上地方人民政府应当设置与传染病防治工作需要相适应的传染病专科医院，或者指定具备传染病防治条件和能力的医疗机构承担传染病防治任务。

（三）报告与信息发布

1. 报告制度 国家建立突发事件应急报告制度，制定突发事件应急报告规范，建立重大、紧急疫情信息报告系统。

有下列情形之一的，省、自治区、直辖市人民政府应当在接到报告1小时内，向国务院卫生行政主管部门报告：①发生或者可能发生传染病暴发、流行的；②发生或者发现不明原因的群体性疾病的；③发生传染病菌种、毒种丢失的；④发生或者可能发生重大食物和职业中毒事件的。

考点：突发事件应急报告的情形、要求

突发事件监测机构、医疗卫生机构和有关单位发现需要报告的突发事件，应当在2小时内向所在地县级人民政府卫生行政主管部门报告，接到报告的卫生行政主管部门应当在2小时内向本级人民政府报告，并同时向上级人民政府卫生行政主管部门和国务院卫生行政主管部门报告。县级人民政府应当在接到报告后2小时内向设区的市级人民政府或者上一级人民政府报告，设区的市级人民政府应当在接到报告后2小时内向省、自治区、直辖市人民政府报告。

任何单位和个人对突发事件，不得隐瞒、缓报、谎报或者授意他人隐瞒、缓报、谎报。

2. 信息发布制度 国家建立突发事件的信息发布制度。国务院卫生主管部门负责向社会发布突发事件的信息。必要时，可以授权省、自治区、直辖市人民政府卫生主管部门向社会发布本行政区域内突发事件的信息。

考点：突发事件信息发布的要求

信息发布应当及时、准确、全面。

（四）应急处理

1. 启动应急预案 突发事件发生后，卫生主管部门应当组织专家对突发事件进行综合评估，初步判断突发事件的类型，提出是否启动突发事件应急预案的建议。在全国范围内或者跨省、自治区、直辖市范围内启动全国突发事件应急预案，由国务院卫生主管部门报国务院批准后实施。省、自治区、直辖市启动突发事件应急预案，由省、自治区、直辖市人民政府决定，并向国务院报告。

应急预案启动前，县级以上各级人民政府有关部门应当根据突发事件的实际情况，做好应急处理准备，采取必要的应急措施。应急预案启动后，突发事件发生地的人民政府有关部门，应当根据预案规定的职责要求，服从突发事件应急处理指挥部的统一指挥，立即到达规定岗位，采取有关的控制措施。

2. 应急处理措施 国务院卫生主管部门对新发现的突发传染病，根据危害程度、流行强度，依照《中华人民共和国传染病防治法》的规定及时宣布为法定传染病；宣布为甲类传染病的，由国务院决定。对新发现的突发传染病、不明原因的群体性疾病、重大食物和职业中毒事件，国务院卫生主管部门应当尽快组织力量制定相关的技术标准、规范和控制措施。

突发事件发生后，国务院有关部门和县级以上地方人民政府及其有关部门，应当保证突发事件应急处理所需的医疗救护设备、救治药品、医疗器械等物资的生产、供应；铁路、交通、民用航空行政主管部门应当保证及时运送。

根据突发事件应急处理的需要，突发事件应急处理指挥部有权紧急调集人员、储备的物资、交通工具及相关设施、设备；必要时，对人员进行疏散或者隔离，并可以依法对传染病疫区实行封锁，可以对食物和水源采取控制措施。

考点：突发事件应急处理措施

县级以上地方人民政府卫生主管部门应当对突发事件现场等采取控制措施，宣传突发事件防治知识，及时对易受感染的人群和其他易受损害的人群采取应急接种、预防性投药、群体防护等措施。

3. 医疗卫生机构职责　医疗卫生机构应当对因突发事件致病的人员提供医疗救护和现场救援，对就诊患者必须接诊治疗，并书写详细、完整的病历记录，对需要转送的患者，应当按照规定将患者及其病历记录的复印件转送至接诊的或者指定的医疗机构。

考点：医疗卫生机构应急处理突发公共卫生事件的职责

医疗卫生机构内应当采取卫生防护措施，防止交叉感染和污染；应当对传染病患者密切接触者采取医学观察措施，传染病患者密切接触者应当予以配合。

4. 传染病暴发、流行时采取的措施　传染病暴发、流行时，街道、乡镇居民委员会及村民委员会应当组织力量，团结协作，群防群治，协助卫生主管部门和其他有关部门、医疗卫生机构做好疫情信息的收集和报告、人员的分散隔离、公共卫生措施的落实工作，向居民、村民宣传传染病防治的相关知识。

对传染病暴发、流行区域内流动人口，突发事件发生地的县级以上地方人民政府应当做好预防工作，落实有关卫生控制措施，对传染病患者和疑似传染病患者，应当采取就地隔离、就地观察、就地治疗的措施，对需要治疗和转诊的，应当依照本条例的相关规定执行。

有关部门、医疗卫生机构应当对传染病做到早发现、早报告、早隔离、早治疗，切断传播途径，防止扩散。在突发事件中需要接受隔离治疗、医学观察措施的患者、疑似患者和传染病患者密切接触者，在卫生主管部门或者有关机构采取医学措施时应当予以配合；拒绝配合的，由公安机关依法协助强制执行。

四、精神卫生法律制度

案例 11-8

某心理康复医院以妨碍治疗为由，收缴了患者小张的手机，长期不允许其使用。

问题：这种做法是否正确？为什么？

2012 年 10 月 26 日，第十一届全国人民代表大会常务委员会第二十九次会议通过《中华人民共和国精神卫生法》，并于 2013 年 5 月 1 日起施行。

（一）心理健康促进和精神障碍预防

各级人民政府及其有关部门应当采取措施，加强心理健康促进和精神障碍预防工作，提高公众心理健康水平。用人单位应当创造有益于职工身心健康的工作环境，关注职工的心理健康，对处于职业发展特定时期或者在特殊岗位工作的职工，应当有针对性地开展心理健康教育。学校应

考点：心理健康促进措施

当对学生进行精神卫生知识教育，配备或者聘请心理健康教育教师、辅导人员，设立心理健康辅导室，对学生进行心理健康教育。

医务人员开展疾病诊疗服务，应当按照诊断标准和治疗规范的要求，对就诊者进行心理健康指导；发现就诊者可能患有精神障碍的，应当建议其到符合本法规定的医疗机构就诊。

监狱、看守所、拘留所、强制隔离戒毒所等场所，应当对服刑人员，被依法拘留、逮捕、强制隔离戒毒的人员等，开展精神卫生知识宣传，关注其心理健康状况，必要时提供心理咨询和心理辅导。

（二）精神障碍的诊断和治疗

精神障碍的诊断、治疗，应当遵循维护患者合法权益、尊重患者人格尊严的原则，保障患者在现有条件下获得良好的精神卫生服务。诊断应当以精神健康状况为依据，由精神科执业医师做出。除法律另有规定外，不得违背本人意志进行确定其是否患有精神障碍的医学检查。

精神障碍的住院治疗实行自愿原则。诊断结论、病情评估表明，就诊者为严重精神障碍患者并有下列情形之一的，应当对其实施住院治疗：①已经发生伤害自身的行为，或者有伤害自身的危险的；②已经发生危害他人安全的行为，或者有危害他人安全的危险的。

精神障碍患者在医疗机构内发生或者将要发生伤害自身、危害他人安全、扰乱医疗秩序的行为，医疗机构及其医务人员在没有其他可替代措施的情况下，可以实施约束、隔离等保护性医疗措施。实施保护性医疗措施应当遵循诊断标准和治疗规范，并在实施后告知患者的监护人。

医疗机构不得强迫精神障碍患者从事生产劳动，禁止利用约束、隔离等保护性医疗措施惩罚精神障碍患者，禁止对精神障碍患者实施与治疗其精神障碍无关的实验性临床医疗。

医疗机构及其医务人员应当尊重住院精神障碍患者的通信和会见探访者等权利。除在急性发病期或者为了避免妨碍治疗可以暂时性限制外，不得限制患者的通信和会见探访者等权利。自愿住院治疗的精神障碍患者可以随时要求出院，医疗机构应当同意。

考点：精神障碍住院治疗规定

（三）精神障碍的康复

医疗机构应当为在家居住的严重精神障碍患者提供精神科基本药物维持治疗，并为社区康复机构提供有关精神障碍康复的技术指导和支持。精神障碍患者的监护人应当协助患者进行生活自理能力和社会适应能力等方面的康复训练。

社区卫生服务机构、乡镇卫生院、村卫生室应当建立严重精神障碍患者的健康档案，对在家居住的严重精神障碍患者进行定期随访，指导患者服药和开展康复训练，并对患者的监护人进行精神卫生知识和看护知识的培训。

用人单位应当根据精神障碍患者的实际情况，安排患者从事力所能及的工作，保障患者享有同等待遇，安排患者参加必要的职业技能培训，提高患者的就业能力，为患者创造适宜的工作环境，对患者在工作中取得的成绩予以鼓励。

考点：精神障碍康复措施

小 结

本章主要讲述了药品管理、传染病防治、献血、医疗器械管理、医疗废物管理、母婴保健、突发公共卫生事件应急处理、精神卫生等与护理活动相关的法律制度，为护理人员开展相关工作提供了法律依据和遵循规范。

自 测 题

A_1型题

1. 医疗机构制剂许可证的有效期是（　　）

A. 2 年　　　　　B. 3 年

C. 4 年　　　　　D. 5 年

E. 6 年

2. 城乡集市贸易市场可以出售（　　）

A. 中药材　　　　B. 中药饮片

C. 处方药　　　　D. 非处方药

E. 感冒药

3. 甲类传染病有（　　）

A. 鼠疫、传染性非典型肺炎

B. 霍乱、禽流感

C. 鼠疫、霍乱

D. 传染性非典型肺炎、禽流感

E. 霍乱、传染性非典型肺炎

4. 《传染病防治法》将法定传染病分为（　　　）

  A. 二类   B. 三类

  C. 四类   D. 五类

  E. 六类

5. 下列乙类传染病的防控措施应按照甲类传染病处理的是（　　　）

  A. 病毒性肝炎

  B. 脊髓灰质炎

  C. 流行性乙型脑炎

  D. 传染性非典型肺炎

  E. 狂犬病

6. 我国实行的献血制度是（　　　）

  A. 义务献血   B. 个体供血

  C. 有偿献血   D. 计划献血

  E. 无偿献血

7. 国家提倡健康公民自愿献血的年龄是（　　　）

  A. 18～55 周岁   B. 16～55 周岁

  C. 18～60 周岁   D. 20～55 周岁

  E. 20～60 周岁

8. 血站对献血者采集血液，两次采集间隔期不少于（　　　）

  A. 4 个月   B. 5 个月

  C. 6 个月   D. 8 个月

  E. 10 个月

9. 血站对献血者每次采集血液量一般为（　　　）

  A. 100ml   B. 200ml

  C. 300ml   D. 400ml

  E. 500ml

10. 血站对献血者每次采集血液量最多不超过（　　　）

  A. 100ml   B. 200ml

  C. 300ml   D. 400ml

  E. 500ml

11. 《医疗器械生产许可证》的有效期是（　　　）

  A. 2 年   B. 3 年

  C. 4 年   D. 5 年

  E. 6 年

12. 委托生产医疗器械，对其质量负责的是（　　　）

  A. 委托方   B. 被委托方

  C. 中介公司   D. 销售方

  E. 设计方

13. 医疗机构对医疗废物进行登记，登记资料至少保存（　　　）

  A. 1 年   B. 2 年

  C. 3 年   D. 4 年

  E. 5 年

14. 国家推行的医疗废物处置是（　　　）

  A. 集中无害化   B. 分散无害化

  C. 各自单位负责制

  D. 社会公益处置   E. 环卫处处理

15. 医疗废物最好的运输方式是（　　　）

  A. 航空   B. 铁路

  C. 陆路通道   D. 水路通道

  E. 邮寄

16. 医疗机构暂时储存医疗废物不得超过（　　　）

  A. 1 天   B. 2 天

  C. 3 天   D. 4 天

  E. 5 天

17. 婚前保健服务的内容，不包括（　　　）

  A. 婚前卫生咨询   B. 婚前医学检查

  C. 生产知识教育   D. 遗传病知识教育

  E. 性卫生知识教育

18. 突发事件应急工作应当遵循（　　　）的方针。

  A. 统一领导、分级负责

  B. 反应及时、措施果断

  C. 统一指挥、高效合作

  D. 依靠科学、加强合作

  E. 预防为主、常备不懈

19. 医疗机构发现突发事件，应当在（　　　）内向所在地县级人民政府卫生主管部门报告。

A. 1 小时 　　　　B. 2 小时

C. 4 小时 　　　　D. 6 小时

E. 8 小时

20. 突发事件的信息发布应当（　　）

A. 主动、准确、及时

B. 准确、积极、及时

C. 准确、全面、及时

D. 及时、主动、积极

E. 积极、保密、准确

21. 任何单位和个人对突发事件，不得（　　）

A. 隐瞒、谎报、误报

B. 隐瞒、缓报、谎报

C. 隐瞒、迟报、缓报

D. 误报、迟报、缓报

E. 谎报、迟报、缓报

22. 医疗卫生机构应当对因突发事件致病的人员提供（　　）

A. 免费体检和生活指导

B. 生活补贴和医疗费补贴

C. 现场救援和医疗救护

D. 预防接种和免费诊疗

E. 医疗费补贴和交通费补贴

23. 自愿住院治疗的精神障碍患者要求出院，医疗机构应当（　　）

A. 同意出院 　　　B. 根据病情决定

C. 限制出院 　　　D. 观察一段时间再决定

E. 劝阻

24. 医疗机构对精神障碍患者（　　）

A. 利用约束、隔离等措施进行惩罚

B. 限制通信

C. 要求从事生产活动

D. 限制探视

E. 要求配合治疗

25. 社区卫生服务机构对在家居住的严重精神障碍患者服务不包括（　　）

A. 定期随访 　　　B. 限制外出

C. 知识培训 　　　D. 指导服药

E. 指导康复训练

A₂ 型题

26. 学生小李，男，20 岁，身体健康，到血站要求献血。血站采集血液，最多不超过（　　）

A. 200ml 　　　　B. 250ml

C. 300ml 　　　　D. 350ml

E. 400ml

（李顺见）

实 训 指 导

实训1 护士伦理规范"保密和诚信"的角色扮演

【案例设计】

患者孙某，女，48岁，因右上腹痛一月余入院，经检查确诊为肝癌。患者的丈夫和女儿得知消息后，心情特别沉重，他们找到患者的责任护士张某，请求护士不要将实际诊断和病情告知患者，因患者性格内向，平时就敏感多疑，害怕患者知道实情后想不开，对患者的治疗和护理更加不利。但患者孙某多次向护士张某询问诊断和病情，护士张某感到很为难。

讨论：

1. 如果你是该患者的责任护士张某，应该如何处理这个问题？

2. 应该依据什么护理伦理原则处理这个问题？

【实训目的】

1. 培养学生的爱伤观念，使学生善于换位思考，提高处理护患关系的能力。

2. 通过角色扮演，提高学生的沟通能力。

3. 通过案例讨论，使学生更好地理解护理伦理规范。

【实训准备】

1. 教师准备　教师准备好案例，做好角色扮演设计。

2. 学生准备　参与角色扮演的学生根据案例及教师指导，对案例进行分析和角色扮演准备。

3. 用物准备　根据案例需要准备道具。

【实训学时】

1学时。

【实训方法与过程】

1. 方法　将学生分为4~6组，每组选择参加角色扮演的学生，分配角色，主要角色有患者孙某、责任护士张某、患者的丈夫、患者的女儿，教师进行角色扮演指导。

2. 过程　每一组学生根据角色安排进行角色扮演，给每组学生充分的展示时间，没有被安排角色的学生，可以当观众认真观看。

3. 课堂交流　教师指导让患者孙某、责任护士张某、患者丈夫、患者女儿的扮演者分别交流角色扮演过程中的内心感受。让当观众的学生交流观看后的感受，并说出各组的优劣。

4. 分组讨论　按照分组对案例后所提的问题展开讨论，讨论后每组派代表汇报组内讨论的结果，在每组汇报后，组与组之间可以继续展开讨论。

【实训评价】

1. 学生评价　首先请参加角色扮演的同学对自己的表现做出评价，然后对其他同学的表现做出评价。其次请未参加角色扮演的同学对角色扮演的同学做出评价。最后请学生推选代表评价本次实训的学习效果。

2. 教师评价　教师对学生角色扮演的情况进行总结评定，对案例分析情况进行补充说明。让学生们加深对护理伦理规范的认识，能更好地理解掌握。

【注意事项】

角色扮演的同学要仔细揣摩角色，在最短的时间内融入角色中。观看的同学不要随意打断角色扮演的同学。

【实训作业】

每个学生根据本次实训，写一份学习护理伦理规范重要性的感想。

（宗国芳）

实训2　护患关系的伦理要求"情景剧角色扮演"

理解分析情景剧案例，模拟场景，分组进行情景剧表演，实践感受护患关系的伦理要求。

【案例设计】

某日，胆石症患者刘大爷准备出院，实习护士小方赶来告知刘大爷及其家属关于出院后的注意事项。刘大爷起初表示不信任，只想听取医生的意见。但经过小方的真诚沟通和耐心专业的讲解，不仅消除了刘大爷的顾虑，而且使刘大爷对护士岗位职责有了全面的认识。小方对大爷、大妈的问题逐一进行了详细的解答，提出了有助于康复的合理化建议，刘大爷对小方的专业和敬业赞赏有加。从不被信任转变为值得信赖，实习护士小方用自己的实际行动构建了和谐的护患关系。

讨论：小方为什么可以转化为大爷眼中值得信赖的护士？

【实训目的】

1．熟悉护患交往形式和交往障碍。

2．掌握护患关系的护理伦理规范。

3．熟练掌握护患关系语言形式交往。

【实训准备】

1．物品　多媒体电脑、背景音视频。

2．环境　教室桌椅围圈摆放。

【实训学时】

1学时。

【实训方法与过程】

1．通读案例剧本

背景：刘大爷胆石症，住院6天，拆线出院。

地点：病区病房。

人物：实习护士小方，刘大爷、大妈及其儿子。

刘大爷与儿子在收拾好东西，正等医生来签字准备出院，护士小方敲门进来。

小方：刘大爷好！首先祝您早日康复，出院后的注意事项与您交流下，您有时间吗？

刘大爷（不信任）：实习护士吧？还是等医生来时问询吧，肯定比你明白，你去忙别的吧。

小方（委屈但控制情绪，耐心解释）：大爷好，我理解您的顾虑，但提醒患者及家属出院后的康复照料事宜是我们护士的本职工作，请您放心，医生能告知的事项我们护士也能为您详细解答，您与医生交流的时间可能很短暂，且配合医生工作也是我们的职责。请相信我，我可以做到的（真诚地望着刘大爷）。

刘大爷沉默、思考……

大娘（拉着大爷劝道）：老伴，就听她的吧，医生每次来都急匆匆的，这位护士可是经常来呀。

　　大爷儿子（也在旁边附和着）：对啊，护士很诚恳啊，我们听听了解一下吧。

　　刘大爷（看了娘俩一眼，眯着眼）：嗯，你说吧。

　　小方（感激地看了大娘和他儿子）：大爷，您要避免长期坐姿，因为坐着会有向前促的感觉，会使伤口受挤压，应经常向后伸展身体，以保持伤口的平展。出院前后两天保持静卧，会有助于恢复。

　　刘大爷：我喜欢户外锻炼身体，要多久我的身体才能恢复到以前的状况？

　　小方：1 个月后就可以，但运动不要太剧烈，可以循序渐进，应进行有氧运动，出汗即止。要恢复到术前状态，通常需要 3 个月，体质好的话，2 个多月也就基本恢复了，但这段恢复期一定不要饮酒，饮食要得当以助于恢复。

　　刘大爷（点点头）：我家到老年大学约半小时路程，以前都是骑车去的，现在还可以吗？

　　小方：才 6 天时间，不可以，外部伤口还没有结痂，里面更没有，一旦内部伤口撑开就麻烦了。这段时间最好静养或乘车前往，1 个月后再骑行，那时内外伤口都基本复原了，也就可以运动了。

　　大娘（笑着）：姑娘，老伴吃饭是不是要注意啥？

　　小方：嗯呢，大爷的饮食要保持清淡，多吃富含纤维的食物。通常对于温热性的牛、羊肉要少吃，而葱、姜、蒜、辣椒也不能多吃。对于那些具有清热解毒、利湿作用的食物，如绿豆、豆芽、苦瓜等可以选择。其他方面应注意的是：避免过度疲劳、保证充足睡眠及精神舒畅，这样便可避免机体抵抗力下降导致的病变反复。注意事宜大致就是这些了，您和大妈不清楚的可以问我，在家里要是有什么不舒服也可以打电话来咨询，签字单上有联系方式哈。

　　刘大爷：嗯，你这小护士还有两把刷子的，刚刚我真小瞧你了，不好意思哈，有前途、加油哈！

　　小方：呵呵，大爷过奖了，我会继续努力的。有什么需要随时都可以来找我，我先去护士站了，大爷大妈再见！

　　2. 情景剧案例分析　请学生在了解案例、熟悉剧本的基础上展开分组讨论，教师有针对性地引导学生分析、理解护患关系伦理相关知识点，明确重点学习内容，建立知识框架，熟悉分饰角色。

　　3. 情景剧表演。

　　（1）学生提前分组。小组成员分工合作，依据情景剧案例，排练扮演角色。

　　（2）分组上台进行情景剧表演，同时播放背景音视频，师生观摩。

　　4. 课堂小结　引导学生小组互评，教师总结评价学生表演，回顾课堂知识点。

　　总结：通过了解案例、熟悉剧本、分组讨论，学生对实训目标和重点内容有了系统的认识；情景剧角色扮演，还原了护患交往障碍、护患真诚沟通的场景，生动展示了人物特点；表演和观摩达到了实训的目的，小组互评和教师点评帮助学生巩固强化了实训要点，课堂实训能够有效提升护理专业学生的职业素养。

　　【实训评价】

　　情景剧表演的实训方式能够吸引学生兴趣，学生的参与度高、注意力集中，寓教于乐，学生乐学，通过模拟实训完成教学目标。

　　课堂采用案例分析法、实践教学法和小组讨论法，有针对性地进行实训教学和练习，有助于增强学生的实践能力，提升职业素养。

　　通过小组互评、教师点评等有效的评价方式对学生的实训表现进行多角度、全方位的过程性评价。

【注意事项】

表演过程中注意非语言形式交往的表达。

【实训作业】

以学习小组为单位，创作编写护患关系案例情景剧剧本。

（王　琦）

实训3　"是否同意安乐死"辩论赛

死亡是生命的终点。医护人员要维护人类身心健康，提高生存质量，就必须关注死亡，提高人类死亡质量。如何正视死亡，怎样开展死亡教育，是医学界和伦理学界面临的重要问题。

【案例设计】

1986 年 6 月，患者夏某，女，因肝硬化晚期腹胀伴严重腹水，被送进陕西汉中市某医院。患者儿子王某和妹妹以不忍母亲痛苦、不治不如死亡为由，要求医生对其母亲实施安乐死。在王某等一再的央求下，医生蒲某开了一张 100ml 的复方冬眠灵（盐酸氯丙嗪）处方，并注明是"家属要求安乐死"，王某签字，由该院实习生和值班护士给夏某进行注射。检察院以故意杀人罪将蒲某和王某批捕，并向法院提起公诉。法院认为二人行为已属剥夺公民生命权利的故意行为，但不是死者的直接致死原因，情节显著轻微，危害不大，不构成犯罪。依照《中华人民共和国刑法》第10条，宣告二人无罪。

讨论：

1．你对以上案例有何思考？

2．我国法律支持对危重患者实施"安乐死"吗？护理工作者应如何依法决策？

【实训目的】

1．了解"安乐死"的概念及其伦理争论、法律规范。

2．开展死亡教育，使学生正视死亡，关注死亡伦理，维护人类身心健康，提高生存质量。

3．通过辩论赛，提高学习兴趣、增强团队意识。

4．培养学生逻辑思维和解决问题的能力。

【实训准备】

1．用物准备　PPT 课件和案例视频影像资料、桌牌、分组签。

2．辩论者准备　课前分组，小组讨论，就案例提出的问题搜集整理解答材料；准备小组成员胸牌、小组命名（桌牌书写）。

3．环境准备　辩论台（可用课桌代替）、多媒体教室。

【实训学时】

1学时。

【实训方法与过程】

1．制订辩论规则和程序并提前告知学生。

2．课前推荐主持人一名；全班学生 5 人一组，各推荐评委一名，担任学生评委评分；其余4人担当辩手，明确分工各司其职。

3．确立正、反方观点

（1）正方：安乐死应该合法化，符合人道主义精神。

（2）反方：安乐死不符合人道主义精神，是对法理、道德、伦理的挑战，不应立法。

4．按以下程序进行辩论

（1）立论陈述阶段：请正方一辩开篇立论，然后反方一辩开篇立论。

（2）答辩反驳阶段：反方二辩根据正方立论反驳，然后正方二辩根据反方立论反驳。

（3）质辩盘问阶段：正方三辩向反方一、二、四辩提问，反方一、二、四辩依次回答；然后反方三辩向正方一、二、四辩进行提问，正方一、二、四辩依次回答。

（4）总结陈述阶段：正反方一辩，总结陈述。

5．整个过程每阶段计时，超时由主持人中断辩论。

6．教师总结，明确我国法律不支持"安乐死"。

【实训评价】

教师和学生评委共同评价：

1．教师根据以下标准打分，按百分比计入总成绩：①是否人人参与、准备充分、配合得当；②立意正确、思路清晰、逻辑合理、语言流畅。

2．学生评委评分按百分比计入总成绩。

【注意事项】

1．课前准备要充分，辩手分工要明确；案例论据要充分；辩手提前要练习。

2．课堂实操时掌握时间、控制进程。

【实训作业】

1．我国法律为何不同意"安乐死"？

2．谈谈你对"正视死亡，提高人类死亡质量"的理解。

（庞红梅）

实训4　护理伦理教育宣传手抄报制作

护理伦理指护理中的道德品质，护士在护理过程中有良好的道德是非常重要的。护理伦理教育是社会开展的通过向护士灌输护理伦理知识，培养、提高和发展护士道德品质的过程。

【案例设计】

某患者早上在护士发药时去卫生间未回，护士把他的药放在床头柜上继续给别的患者发药。护士要离开病房时，那位患者从洗手间回来，看到护士要走，就说："我的药还没给我呢。"护士有些不耐烦地指着床头柜说："那不是么，瞪挺大个眼不好好看看。"说完话就走了。那位患者吃药后心情一直不好，中午没吃饭，晚上病情恶化。医生在寻找病情恶化原因时认为是护士的言语刺激所致。

讨论：

1．对患者病情恶化的原因，医生的结论是什么？

2．护士为什么会有这样的表现？

3．如何对护士进行护理伦理教育？

【实训目的】

1．通过绘制手抄报，了解护理伦理教育的重要性。

2．通过对手抄报的展示和介绍，熟悉进行护理伦理教育的过程和原则。

3．通过课堂讨论，掌握进行护理伦理教育的方法。

4．培养学生的探究能力、动手能力、审美能力及合作意识等。

【实训准备】

1. 用物准备　纸，铅笔，签字笔，水彩笔，尺子，与护理伦理教育相关的文字材料等。

2. 教师准备　根据实训目的收集案例及文字材料，布置任务。

3. 学生准备　查阅教材或其他参考资料中关于护理伦理教育的知识，了解手抄报的绘制要求及方法，学生分成小组，选出组长，组长分配任务。

【实训学时】

1学时。

【实训方法与过程】

1. 目的介绍　教师介绍本次实训课的目的及要求。

2. 学生绘制　学生以小组为单位，讨论如何完成手抄报，各自完成手抄报。

3. 组内讨论　手抄报绘制结束后，小组成员间互相评价，选出展示作品的代表及参与班级互评的评委。

4. 课堂交流　每组代表展示介绍自己的作品，评委评价其他小组的作品，其他成员也可以发表自己的意见。

5. 教师总结　教师对学生的作品、发言及讨论进行总结和评定，加深同学对护理伦理教育知识的理解。

【实训评价】

1. 学生自评　学生对自己作品的评价，包括准备情况及手抄报完成的质量等方面，满分为30分。

2. 学生互评　包括小组内的互评及班级小组间的互评，满分为30分。

3. 教师评价　教师对学生的评价主要包括学生的实训准备情况、学生的出勤情况及实训报告完成质量等几方面，满分为40分。

学生最后的分数为学生自评、学生互评和教师评价成绩的总和。

【注意事项】

1. 小组各成员要充分参与，注重合作。

2. 手抄报要符合绘制要求。

【实训作业】

所有学生将自己绘制的手抄报进行修改完善，以作业形式上交。

（陈香娜）

实训5　执业护士管理法律知识抢答赛

执业护士管理法律制度即是护士应掌握的执业资格准入制度，也是规范护理行为、提高护理质量、保障人民健康、促进护理事业发展的保障制度。学生应准确、牢固地掌握。

【案例设计】

宋某毕业于山东省某中等卫生职业学校口腔工艺技术专业，取得全日制3年中专学历。参加工作后，她利用业余时间，参加了山东某大学护理学院的护理专业函授学习，取得护理专业大学专科学历（学制3年）。

讨论：

1. 宋某能否报考护士执业资格考试并从事护理工作？

2. 报考护士执业资格考试需要提交的资料有哪些？

【实训目的】

1. 知识竞赛的准备、知识的复习与记忆，可强化学生课堂理论所学，加深执业护士管理的相关法律规定的记忆。

2. 知识抢答，可激发学生的学习兴趣，增强法律知识记忆的准确性，为学生将来执业过程中使用法律、遵循法律法规奠定坚实的基础。

3. 合作，可增强学生团队意识，明确责任担当，锻炼语言的表述及沟通能力。

【实训准备】

1. 用物准备　PPT 课件和案例视频影像资料、抢答器或手鼓、鸣锣、桌牌、指示牌，抢答题卡，分组签。

2. 抢答者准备　小组成员胸牌、小组命名（桌牌书写）。

3. 环境准备　抢答台（可用课桌代替）、多媒体教室。

【实训学时】

1学时。

【实训方法与过程】

1. 课前分组抽签，将学生 6～8 人分为偶数组，然后抽签决定两两对决的小组（提前制作的分组签可用序号标记，分组的同时决定出场顺序）。

2. 小组成员召开赛前准备会，选出组长并为小组命名，制作桌牌；成员编号，并自己制作小组成员统一胸牌。

3. 制定竞赛规则和流程，强调竞赛纪律。

4. 以教材"第 9 章　执业护士管理法律制度"所讲授的内容制作题卡，即知识点涵盖护士的概念、护士执业资格考试和注册的法律规范、护士的权利和义务及护士执业过程中应担负的法律责任等。

5. 每组同学推荐一名同学组成评委组，负责评分及监督竞赛过程。

6. 抢答赛分两部分计分，①"齐心协力"部分：小组成员合作完成，主持人出题（包括案例讨论题）后，小组成员快速讨论确定正确答案并写在指示牌上，然后听主持人口令，两组同时举牌，决定胜负，评委记分。②"奋勇争先"部分：小组成员按编号分别对决，主持人出题后，抢答决定胜负，评委计分。

7. 两部分结束后，由评委核算每组得分，予以公布。

【实训评价】

1. 小组成员是否人人参与、分工合作、责任共担。

2. 是否组织有力、积极进取。

3. 抢答赛两个环节最终的共计得分，即是小组的成绩，也是每个成员的竞赛成绩。

以上前两项由教师综合评价打分，与竞赛成绩合并计入总评。

【注意事项】

1. 课前做好分组及竞赛各项准备。

2. 竞赛章程及流程要制定具体，提前告知学生。

3. 注意实际操作时，时间的掌控。

【实训作业】

所有抢答题形成试卷，课后练习再巩固。

（庞红梅）

实训 6　医疗事故处理模拟法庭

通过模拟法庭实训,既可以帮助学生了解医疗事故处理的整个过程,又可以将知识落实于实践之中,对学生知识和实践能力的提升具有重要意义。

【案例设计】

患儿,3 岁,食路边小摊上售卖的毛鸡蛋近 3 个,10 分钟后出现皮肤青紫、腹痛症状,30 分钟后患儿家属将其送至某卫生院请求救治。但该院以无儿科为由拒收患儿,也未协助其转院,而是让患儿家属自己送患儿到其他医院治疗。几经辗转,患儿因亚硝酸盐中毒经其他医院抢救无效死亡。

讨论:此案例属于医疗事故吗? 应如何处理?

【实训目的】

掌握举证责任倒置和相关法律规定。

【实训准备】

1. 用物准备　模拟法槌、统一服装。

2. 人员准备　主持人、法官、原被告、诉讼代理人、旁听人员。

3. 场景准备　讲台上设法官三人,讲台下设书记员,书记员右手边设原告及诉讼代理人,书记员左手边设被告及诉讼代理人,教室后部设旁听席(参考民事诉讼庭审现场座次)。

【实训学时】

2 学时。

【实训方法与过程】

实训方法:教师应提前告知实训内容和方法,并对民事诉讼及相关法律规定进行集中讲解。由于学时设置有限,将班级同学分为三组,各组同学利用课余时间练习和组织剧本。利用实训课堂时间进行模拟,通过课堂表现,进行评析,加强学生对知识的认知程度。

实训过程:医疗事故诉讼是民事诉讼的一种,民事诉讼大致分为以下几个阶段:法庭准备阶段、法庭调查阶段、法庭辩论阶段、评议和判决阶段。

1. 法庭准备阶段　书记员查清双方当事人到场情况,宣读法庭纪律。之后,审判长及审判员出场。审判长查验原被告身份,告知当事人诉讼权利与义务。

2. 法庭调查阶段　审判长告知进行法庭事实调查,当事人对自己提出的主张有责任提供证据,反驳对方的主张应该说明理由。之后,双方当事人进行证据对质。

3. 法庭辩论阶段　审判长组织原被告及诉讼代理人进行质证,即法庭辩论。

审判长询问原被告是否接受调解。双方接受调解即进入调解程序,一方或双方不同意调解,则进入评议和宣判阶段。

4. 评议和判决阶段　合议庭进行评议,并进行判决。

救死扶伤是医务人员的天职,《中华人民共和国执业医师法》第二十四条规定:"对急危患者,医师应当采取紧急措施进行诊治,不得拒绝急救处置。"《医疗机构管理条例》第三十一条也规定:"医疗机构对危重患者应当立即抢救,对限于设备或者技术条件不能诊治的患者,应当及时转诊。"作为一级医院,在不具备救治亚硝酸盐中毒患儿的情况下,应该积极主动将患儿转往有条件救治的上级医院,而不可将其拒之门外。本案符合医疗事故的构成要件,构成医疗事故。同学们应假设原被告的立场,将举证责任倒置原则和相关的法律知识运用到实训之中。同时,通过本案例应着重理解医护人员的职业道德和职业素养。此类案件教训惨痛,各级医疗机构的管理人员、医务人员应引以为戒。

【实训评价】

本次实训涉及民事诉讼的有关内容，应参考相关民事诉讼程序展开。而且本次实训重点在于案件中涉及的医疗事故法律知识，学生应从中巩固课程内容，并强化职业意识和职业素养。

本次实训，可以加深学生对医疗机构的告知义务及医疗机构急救或转诊危重患者的相关法律规定的了解，以及对举证责任倒置具体应用的掌握。

对于学生实训效果的评价主要根据对知识点的运用方面：一方面救治危重患者，是医疗机构的义务。在设备及技术条件不允许的情况下，应帮助患者转诊。另一方面，原告方对案件的主要环节不承担举证责任，而被告方应充分准备举证材料和抗辩事由。如果学生实训过程中能做好以上两方面，说明学生对知识掌握到位，实训目的得以实现。

本次实训效果评价，由小组互评成绩和教师评定成绩相结合进行总评，对于表现优秀的小组给予表扬。评价的标准主要在于对知识运用的熟练程度。

【注意事项】

1. 旁听人员应保持安静，不能讨论或走动。

2. 医疗事故属于民事诉讼，应参照民事诉讼程序展开。

【实训作业】

设计其他案例进行模拟，加强对实训知识点的掌握。

（姬广明）

实训 7　突发公共卫生事件应急处理模拟

突发公共卫生事件具有突发性、公共卫生性、严重损害性的特点。是否能够迅速正确地进行应急处理至关重要。

【案例设计】

在 A 省 B 市的一所职业学校集中午餐后，有 20 名学生出现不同程度的腹痛、腹泻、呕吐等，2 人出现昏迷，被教师紧急送往医院救治。

讨论：应该如何进行应急处理？

【实训目的】

通过模拟训练，学生能对突发公共卫生事件进行迅速正确应急处理。

【实训准备】

1. 通过抽签的方式，将全班学生分成若干个小组，分别扮演应急处理指挥部、各级人民政府及其卫生行政主管部门、交通主管部门、交通工具营运单位、医疗卫生机构、医护人员等角色。

2. 教师带领部分同学按照流程做好相关道具、用品的准备工作。

【实训学时】

1 学时。

【实训方法与过程】

1. 实训方法

（1）教师讲解整个实训的流程、要求、评分要点等。

（2）各小组根据所学知识，进行集体讨论，形成小组意见，做好准备。

（3）教师下达发生突发公共卫生事件指令，学生按照所扮演的角色，采取相应措施，进行应急处理。

2．实训过程　主要采取道具演练、口述解说的方法进行模拟。各小组同学利用道具模拟演练，当突发公共卫生事件指令下达后，自己小组在实际应急处理过程中采取措施，同时利用口述解说的方式，解释应急处理过程中应当担负的职责、采取的应急处理措施及应当注意事项等知识点。

【实训评价】

根据整个小组的综合表现进行评价。学生能够根据《突发公共卫生事件应急条例》的有关规定完成应急处理，正确履行职责、正确采取措施的为合格。在合格的基础上，学生表现出色、口述知识点准确的为优秀。

【注意事项】

1．注重理论与实践相结合，用所学理论指导实训。

2．注重团队合作，充分利用小组的力量，集体讨论，完成角色扮演。

【实训作业】

每个学生根据本次实训，写一份关于突发事件应急处理的实训报告。

（李顺见）

参 考 文 献

曹康泰，2003．突发公共卫生事件应急条例释义．北京：中国法制出版社

曹志平，2011．护理伦理学．2版．北京：人民卫生出版社

崔香淑，苏碧芳，2016．护理伦理与法律法规．北京：人民卫生出版社

杜昌维，2014．卫生法规．北京：中国协和医科大学出版社

樊立华，2013．卫生法学概论．3版．北京：人民卫生出版社

付能荣，周葵，2013．护理伦理与法规．北京：中国医药科技出版社

国务院法制办公室，卫生部《传染病防治法》修订小组，2004．中华人民共和国传染病防治法释义．北京：中国法制出版社

黄秀凤，2016．护理伦理学．北京：中国医药科技出版社

贾丽萍，梁桂兰，2013．护理伦理学．北京：科学出版社

江慧英，2012．医护伦理学基础．3版．北京：科学出版社

姜丽芳，2010．卫生法律法规．北京：人民军医出版社

姜小鹰，2012．护理伦理学．北京：人民卫生出版社

李建光，2011．卫生法律法规．2版．北京：人民卫生出版社

李志强，2017．卫生法律法规．2版．北京：科学出版社

林菊英，金乔，1993．中华护理全书．南昌：江西科学技术出版社

林龙，于淑萍，2003．医疗事故处理实务与案例评析．北京：中国工商出版社

刘纯艳，2008．器官移植护理学．北京：人民卫生出版社

罗豪才，1999．行政法学（修订本）．北京：中国政法大学出版社

罗卫群，2017．卫生法律法规．3版．北京：人民卫生出版社

潘道兰，2008．医护伦理学基础．2版．北京：科学出版社

彭万林，1999．民法学（修订本）．北京：中国政法大学出版社

秦红兵，李燕，2011．护理伦理与法规．北京：中国科学技术出版社

秦敬民，2014．护理伦理与法律法规．北京：人民卫生出版社

史瑞芬，2016．护理人际学．5版．北京：人民军医出版社

苏惠渔，1999．刑法学（修订本）．北京：中国政法大学出版社

唐德华，2002．《医疗事故处理条例》的理解与适用．北京：中国社会科学出版社

陶高清，马骥，2010．卫生法学．北京：人民军医出版社

田侃，2010．卫生法规．北京：中国中医药出版社

田莉梅，崔香淑，2017．护理伦理学．北京：科学技术文献出版社

汪建荣，2013．卫生法．4版．北京：人民卫生出版社

王斌，2011．人际沟通．2版．北京：人民卫生出版社

王峰，2008．卫生法律法规．2版．北京：人民卫生出版社

王贵芳，2010．护理伦理的重要性与临床缺憾．现代医药卫生．26（17）：2693-2694

王陇德，张春生，1998．中华人民共和国献血法释义．北京：法律出版社

王卫红，2006．护理伦理学．北京：清华大学出版社

王晓宏，2016．护理伦理学（修订版）．北京：科学出版社

吴海侠，时健，2010．药事管理与法规．北京：科学出版社

谢锦灵，2012．卫生法律法规．北京：科学出版社

徐玉梅，梅金姣，2013．护理伦理学．北京：科学出版社

许练光，2015．卫生法律法规．3版．北京：人民卫生出版社

杨金运，孙敏，2016．医学伦理与卫生法规．郑州：河南科学技术出版社

姚武，2004．卫生法学．郑州：郑州大学出版社

袁丽容，张绍翼，2017．护理伦理学．北京：科学出版社

张琳琳，苏碧芳，2015．卫生法律法规．北京：中国中医药出版社

赵同刚，2008．卫生法．3版．北京：人民卫生出版社

钟会亮，2015．护理伦理．北京：人民卫生出版社

教学基本要求

一、课程性质和课程任务

本课程是护理专业人文知识课程之一，其任务是通过对护理专业学生进行护理伦理规范和护理法律法规教育，提高学生的道德修养和法律意识，使其在护理实践中自觉运用护理伦理规范和法律法规调整、约束和规范自己的言行，深刻理解和践行人性化护理理念，始终把患者的利益放在护理工作的首位；同时，学会依法维护自身合法权益，正确履行护理岗位职责，维护人体健康，推动护理科学进步，促进卫生事业的发展。

二、课程教学目标

（一）职业素养教育目标

1. 热爱祖国，热爱护理事业，建立和巩固人道主义及人文精神，确立为人类护理事业服务和奉献的理想追求。

2. 具有良好的职业道德和伦理观念，诚实守信，自觉尊重服务对象的人格，保护其隐私。

3. 具有全面的护理安全与法律法规知识，自觉规范护理实践中的护理行为，依法实施各项护理措施。

4. 具有健康的心理和认真负责的职业态度、细心严谨的工作作风、高度的职业责任感和"慎独"修养，富有团队合作的职业意识及良好的沟通能力。

5. 具有终身学习的理念，在护理实践中不断地关注护理伦理及卫生法律法规发展前沿，思考、研究和解决护理技术进步和社会发展带来的新问题。

（二）知识和技能教学目标

1. 掌握护理伦理规范。

2. 熟悉基础护理、整体护理和心理护理伦理及特定部门和特殊患者的护理伦理。

3. 掌握护理人际关系及伦理。

4. 掌握一定的护理科研能力和护理伦理评价、教育和修养能力。

5. 掌握护士执业资格考试、注册等管理法律制度。

6. 掌握医疗事故预防与处置的相关法律制度。

7. 熟悉与护理活动相关的法律制度。

（三）能力培养目标

1. 通过对护理伦理规范及卫生法律法规的学习，培养学生发现问题、分析问题和解决问题的能力。

2. 通过案例问题引导，让学生学会独立思考，培养学生自主学习及工作的能力，不断提高自身职业道德修养。

3. 培养学生的法律思维及法律意识，使学生具有辩证分析护理活动中的法律现象和初步处理护理法律问题的能力，为护理专业学生将来走向社会、实现保护护患双方的合法权益、提高护理服务质量、构建和谐护患关系打下坚实的基础。

三、教学内容和要求

教学内容	教学要求			教学活动参考	教学内容	教学要求			教学活动参考
	了解	熟悉	掌握			了解	熟悉	掌握	
一、绪论				理论讲授	（四）护理伦理的基本范畴				
（一）伦理学概述				多媒体演示	1. 护理伦理基本范畴的含义与意义		√		
1. 伦理学的概念和基本问题			√	案例教学	2. 护理伦理基本范畴的内容		√		
2. 伦理学的特征	√				三、卫生法律法规的基本理论				理论讲授
3. 伦理学的类型	√				（一）卫生法律法规基本概念、特征				多媒体演示
（二）护理伦理学与卫生法律法规概述					及调整对象				案例教学
1. 护理伦理学概述		√			1. 卫生法律法规的概念、特征			√	
2. 卫生法律法规概述		√			2. 卫生法律法规的调整对象	√			
3. 护理伦理学与卫生法律法规的关系		√			（二）卫生法律关系与法律责任				
					1. 卫生法律关系		√		
（三）护理伦理与卫生法律法规的形成、发展与展望					2. 卫生法律责任			√	
1. 护理伦理的形成、发展与展望	√				（三）卫生法律法规的渊源及体系				
2. 卫生法律法规的形成、发展与展望	√				1. 卫生法律法规的渊源		√		
					2. 卫生法律法规的体系	√			
（四）学习护理伦理与卫生法律法规的意义和方法					（四）卫生法律法规的作用				
1. 学习护理伦理与卫生法律法规的意义	√				1. 卫生法律法规的规范作用		√		
					2. 卫生法律法规的社会作用		√		
2. 学习护理伦理与卫生法律法规的方法	√				四、护理人际关系伦理				理论讲授
					（一）护理人际关系概述				多媒体演示
二、护理伦理的规范体系				理论讲授	1. 护理人际关系的概念		√		案例教学
（一）护理伦理的理论基础				多媒体演示	2. 护理人际关系伦理的意义	√			角色扮演
1. 生命论	√			案例教学	（二）护患关系伦理				小组合作
2. 人道论	√			角色扮演	1. 护患关系的内容及模式			√	
3. 公益论	√			小组合作	2. 护患交往障碍			√	
4. 道义论	√				3. 患者的权利和义务			√	
5. 功利论	√				4. 护患关系的护理伦理			√	
（二）护理伦理的原则					（三）护士与医务人员之间关系的伦理				
1. 护理伦理的基本原则			√		1. 医务人员合作关系的内容及模式		√		
2. 护理伦理的具体原则			√		2. 护士之间的合作伦理		√		
3. 护理伦理的应用原则			√		3. 护士与其他医务人员的合作伦理		√		
（三）护理伦理的基本规范					（四）护士与社会公共关系的伦理				
1. 护理伦理基本规范的含义及作用		√			1. 护士的社会地位和社会责任			√	
2. 护理伦理基本规范的内容		√			2. 护士与社会公共关系处理的伦理		√		
					五、临床护理伦理				理论讲授
					（一）整体护理、基础护理和心理				多媒体演示
					护理伦理				案例教学

续表

教学内容	了解	熟悉	掌握	教学活动参考
1. 整体护理伦理		√		角色扮演
2. 基础护理伦理		√		小组合作
3. 心理护理伦理		√		
（二）门诊、急诊及危重症患者护理伦理				
1. 门诊护理伦理			√	
2. 急诊护理伦理			√	
3. 危重症患者护理伦理			√	
（三）手术护理伦理				
1. 普通手术护理伦理			√	
2. 整形外科手术护理伦理	√			
（四）特殊患者护理伦理				
1. 妇产科患者的护理伦理			√	
2. 儿科患者的护理伦理			√	
3. 老年患者的护理伦理			√	
4. 精神科患者的护理伦理		√		
5. 传染科患者的护理伦理		√		
6. 烧伤患者的护理伦理	√			
（五）临终护理和尸体料理的护理伦理				
1. 临终关怀护理伦理			√	
2. 尸体料理伦理	√			
六、社区卫生服务护理伦理				理论讲授 多媒体演示 案例教学
（一）社区卫生服务和家庭病床护理伦理				
1. 社区卫生服务的概念和特点		√		
2. 社区卫生服务护理伦理规范			√	
3. 家庭病床的概念和特点	√			
4. 家庭病床护理伦理规范			√	
（二）预防接种和健康教育伦理				
1. 预防接种的概念和特点		√		
2. 预防接种护理伦理规范			√	
3. 健康教育的概念和特点			√	
4. 健康教育护理伦理规范			√	
（三）突发公共卫生事件应急处理护理伦理				
1. 突发公共卫生事件中护士的责任	√			
2. 突发公共卫生事件应急处理的护理伦理规范		√		
（四）康复护理和自我护理伦理				
1. 康复护理的概念和特点	√			
2. 康复护理伦理规范		√		
3. 自我护理的概念和特点	√			
4. 自我护理伦理规范		√		
七、护理科研伦理				理论讲授 多媒体演示 案例教学
（一）护理科研伦理概述				
1. 护理科研与护理伦理		√		
2. 护理科研的伦理规范			√	
（二）人体实验的伦理				
1. 人体实验的意义和分类	√			
2. 人体实验中的伦理矛盾		√		
3. 人体实验中的伦理规范		√		
（三）器官移植的伦理				
1. 器官移植概述	√			
2. 器官移植中的伦理问题		√		
3. 器官移植的伦理原则		√		
（四）现代生殖技术的伦理				
1. 现代生殖技术的概念及主要形式	√			
2. 现代生殖技术的伦理问题		√		
3. 现代生殖技术的伦理原则		√		
4. 现代生殖技术的护理伦理		√		
八、护理伦理教育、修养和评价				理论讲授 多媒体演示 案例教学 小组合作
（一）护理伦理教育				
1. 护理伦理教育的概念与特点		√		
2. 护理伦理教育的过程	√			
3. 护理伦理教育的原则和方法		√		
（二）护理伦理修养				
1. 护理伦理修养的概念及特点		√		
2. 护理伦理修养的目标		√		
3. 护理伦理修养的方法		√		
（三）护理伦理评价				
1. 护理伦理评价的概念、特点及作用			√	
2. 护理伦理评价的标准		√		

续表

教学内容	了解	熟悉	掌握	教学活动参考
3. 护理伦理评价的依据和方式		√		
九、执业护士管理法律制度				理论讲授 多媒体演示 案例教学 小组合作
（一）护士管理法律制度概述				
1. 护士的概念及执业立法的目的			√	
2. 我国护士执业立法现状	√			
（二）护士执业资格考试和注册管理制度				
1. 护士执业资格考试管理制度		√		
2. 护士执业注册管理制度		√		
（三）执业护士的权利和义务				
1. 执业护士的权利		√		
2. 执业护士的义务		√		
（四）法律责任				
1. 卫生行政部门工作人员的法律责任	√			
2. 医疗卫生机构的法律责任	√			
3. 护士执业的法律责任		√		
4. 社会其他人员的法律责任	√			
十、医疗事故法律制度				理论讲授 多媒体演示 案例教学 角色扮演 小组合作
（一）医疗事故概述				
1. 医疗事故的概念及构成要件			√	
2. 医疗事故的分级制度			√	
3. 与医疗事故易混淆的概念的比较	√			
（二）医疗事故的预防和处置				
1. 医疗事故的预防	√			
2. 医疗事故的处置	√			
（三）医疗事故的技术鉴定与赔偿				
1. 我国现有的医疗事故鉴定模式	√			
2. 医疗事故的赔偿	√			
（四）医疗事故的法律责任				
1. 医疗事故的民事责任		√		
2. 医疗事故的行政责任		√		
3. 医疗事故的刑事责任			√	

教学内容	了解	熟悉	掌握	教学活动参考
（五）护理侵权中的举证责任倒置				
1. 护理侵权的概念及构成要件		√		
2. 护理侵权的举证责任倒置		√		
3. 护理侵权中举证责任倒置的应对策略			√	
十一、护理活动相关法律制度				理论讲授 多媒体演示 案例教学 角色扮演 小组合作
（一）药品管理法律制度				
1. 药品的生产管理		√		
2. 药品的经营管理		√		
3. 医疗机构的药剂管理			√	
4. 药品的管理		√		
（二）传染病防治法律制度				
1. 传染病病种			√	
2. 传染病的预防			√	
3. 传染病疫情报告、通报和公布		√		
4. 传染病疫情控制			√	
5. 传染病医疗救治			√	
（三）献血法律制度				
1. 无偿献血		√		
2. 采供血管理		√		
3. 临床用血			√	
（四）医疗器械管理法律制度				
1. 医疗器械产品注册与备案		√		
2. 医疗器械生产		√		
3. 医疗器械经营及使用			√	
（五）其他卫生法律制度				
1. 医疗废物管理法律制度			√	
2. 母婴保健法律制度		√		
3. 突发公共卫生事件应急处理法律制度	√			
4. 精神卫生法律制度		√		

四、学时分配建议（36 学时）

教学内容	学时数		
	理论	实践	小计
一、绪论	2	0	2
二、护理伦理的规范体系	2	1	3
三、卫生法律法规的基本理论	2	0	2
四、护理人际关系伦理	3	1	4
五、临床护理伦理	4	1	5
六、社区卫生服务护理伦理	2	0	2
七、护理科研伦理	2	0	2
八、护理伦理教育、修养和评价	2	1	3
九、执业护士管理法律制度	3	1	4
十、医疗事故法律制度	3	1	4
十一、护理活动相关法律制度	4	1	5
合计	29	7	36

五、教学基本要求的说明

（一）适用对象与参考学时

本教学基本要求可供中等职业教育护理、助产等专业使用，总学时为 36 学时，其中理论 29 学时，实训 7 学时，可根据教学内容进行理论和实训教学。

（二）教学要求

本课程对理论教学要求有掌握、熟悉、了解三个层次。"掌握"指学生对所学知识熟练应用，能综合分析和解决护理工作中的实际问题；"熟悉"是指学生对所学的知识基本掌握；"了解"是指学生对学过的知识点能记忆和理解。实训的教学要求分为"熟练掌握"和"学会"两个层次。"熟练掌握"是指学生能独立、正确、规范地完成所学的实践技能，并能熟练应用；"学会"是指学生能基本完成实践过程，会应用所学的技能。

（三）教学建议

1. 教学方法　结合护理专业学生的特点和教学内容，在教学中综合运用多种教学方法，培养学生的职业素养。理论教学中，除利用"案例教学法""问题引导教学法"等外，多辅以 PPT 课件及视频录像等多媒体教学手段，增加学生的学习兴趣，提高教学效果。实训教学中采取"角色扮演法""合作学习法""案例讨论法"等，充分发挥教师的主导作用和学生的主体作用。注重理论联系实际，培养学生分析和解决问题的能力，使学生加深对教学内容的理解和掌握，为今后踏上工作岗位更好地做好护理工作奠定基础。

2. 教学评价　可以从以下几方面完成。

（1）评价全程化：学习的过程也是学生成长发展的过程，将过程性评价和终结性评价结合进行。

（2）评价内容和方法多样化：以学生的全面发展为目标，注重学生综合素质的评价。评价内容关注学生的敬业精神、学习态度、合作沟通能力及解决问题和实践创新的能力等。评价的方法可运用笔试考核、知识抢答赛、辩论赛、角色扮演评委打分等形式综合评价。

自测题参考答案

第1章

1. A 2. B 3. B 4. B 5. B 6. B
7. A 8. E 9. D 10. D

第2章

1. B 2. A 3. B 4. D 5. B 6. E
7. D 8. C 9. D 10. D 11. C 12. C

第3章

1. E 2. C 3. D 4. A 5. E 6. C
7. E 8. B 9. E 10. E

第4章

1. E 2. D 3. A 4. C 5. E 6. B
7. E 8. B 9. B 10. B

第5章

1. C 2. E 3. E 4. B 5. E 6. C
7. B 8. E 9. E 10. E 11. E 12. E
13. E 14. D 15. D

第6章

1. B 2. A 3. B 4. D 5. B 6. E
7. D 8. C 9. B 10. A 11. B 12. D
13. B 14. E 15. B 16. A 17. B 18. D

19. B

第7章

1. B 2. B 3. C 4. C 5. D 6. B
7. D 8. A 9. C 10. B 11. C 12. D

第8章

1. C 2. C 3. E 4. B 5. A 6. D
7. A 8. D 9. A 10. C 11. D 12. D

第9章

1. B 2. E 3. A 4. D 5. E 6. C
7. C 8. C 9. B 10. A

第10章

1. C 2. B 3. A 4. C 5. C 6. E
7. C 8. E 9. E 10. B 11. B 12. C
13. D 14. E 15. A 16. B

第11章

1. D 2. A 3. C 4. B 5. D 6. E
7. A 8. C 9. B 10. D 11. D 12. A
13. C 14. A 15. C 16. B 17. C 18. E
19. B 20. C 21. B 22. C 23. A 24. E
25. B 26. E